80+名醫傳授最強肌肉力
走好走穩，樂活長壽！

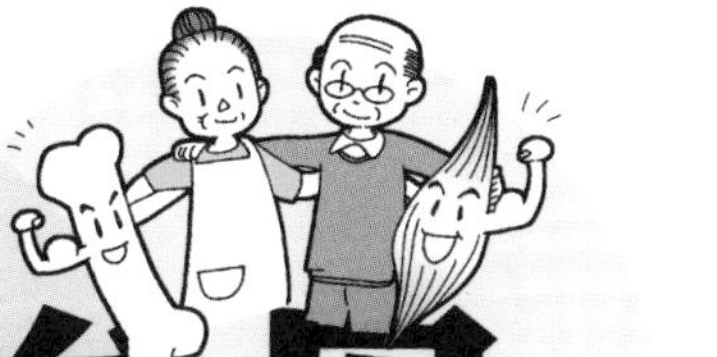

增肌強骨

不跌倒｜不骨折 實踐法

日本復健科名醫
林泰史 監修　林慧雯 譯

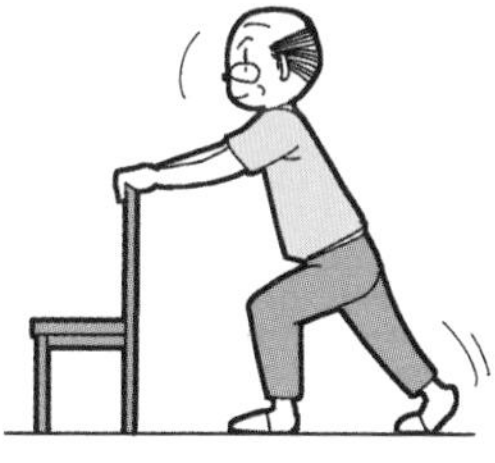

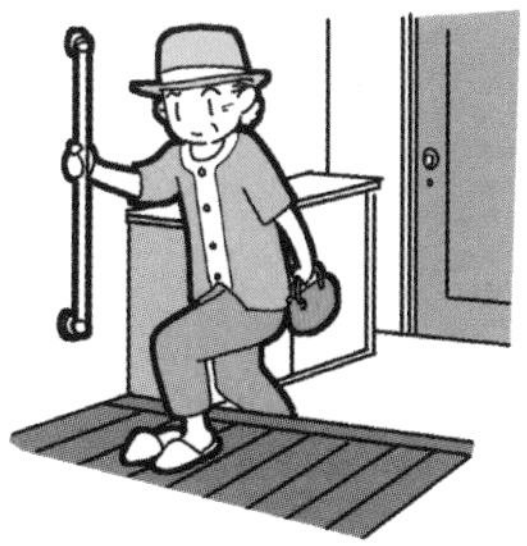

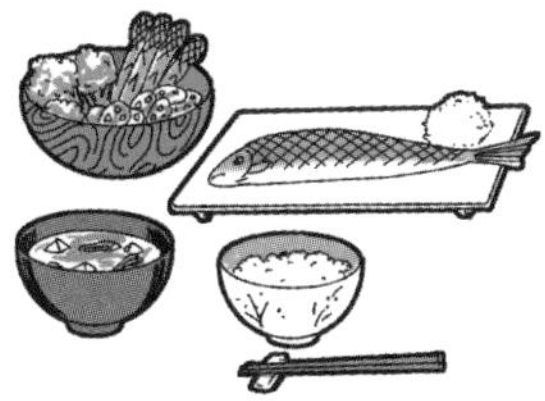

80歳現役医師が教える! つまずかないカラダの動かし方

目錄 Contents

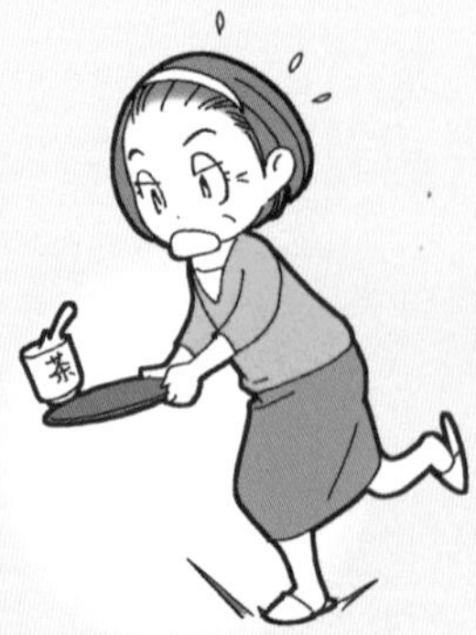

第1章

深入了解走路不穩與跌倒的風險 以健康長壽為目標！

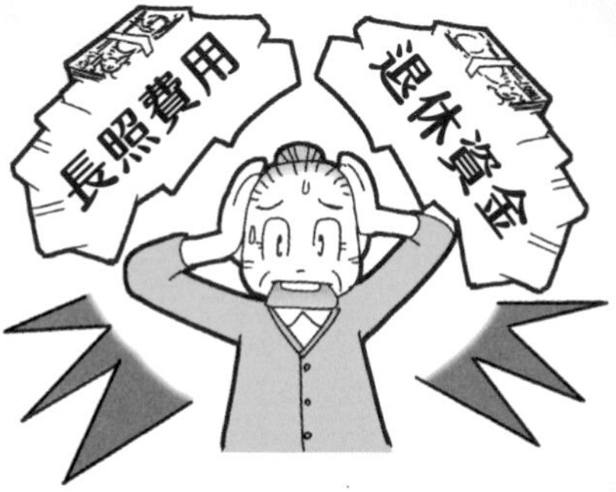

第2章

什麼時候會跌倒？跌倒時怎麼做才好？ 51

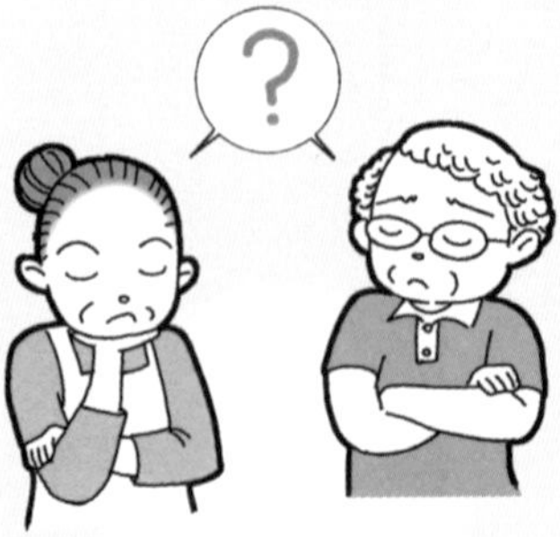

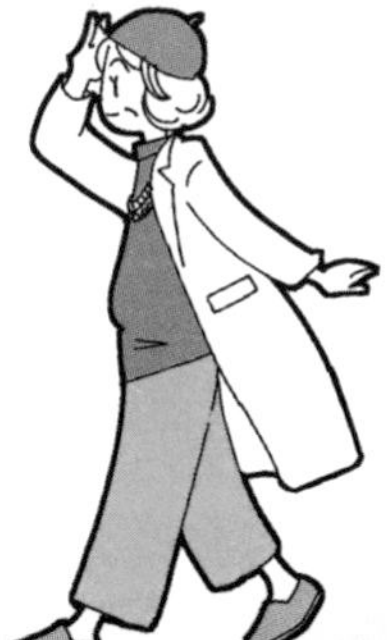

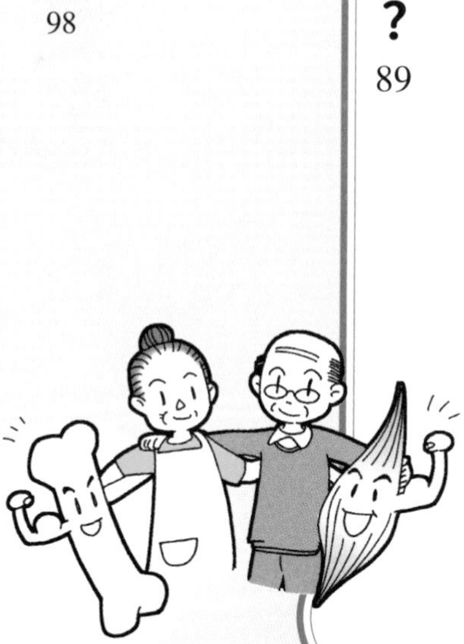

第4章 請你跟我這樣做！養肌保骨「不跌倒」的運動法 107

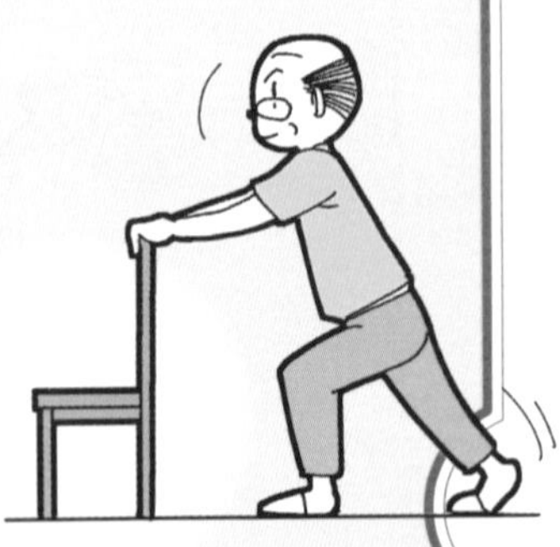

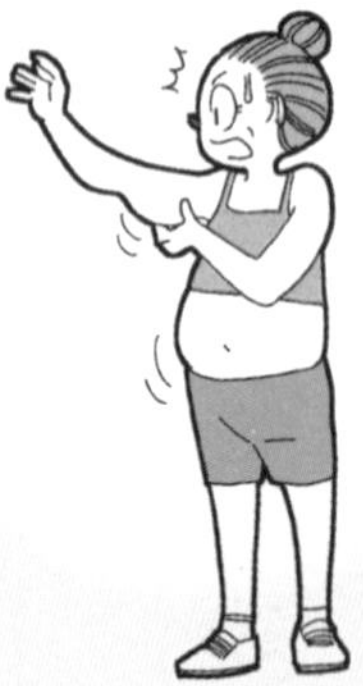

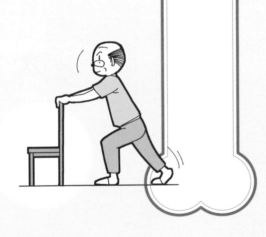

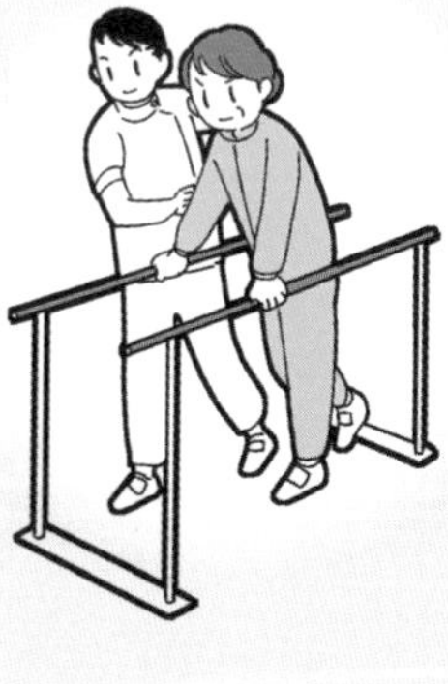

第5章 讓骨骼與肌肉變得更強健的「飲食法」 127

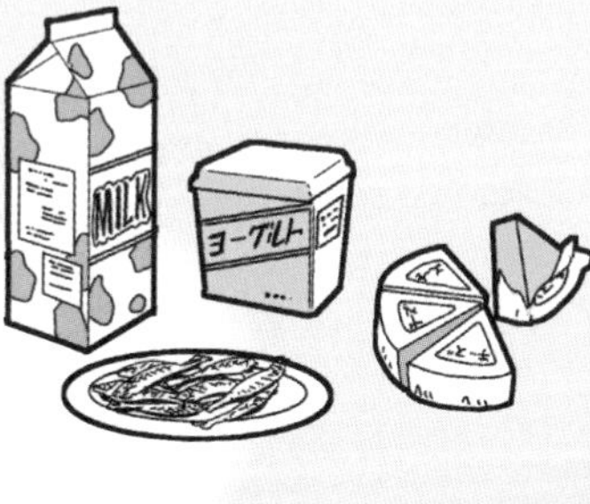

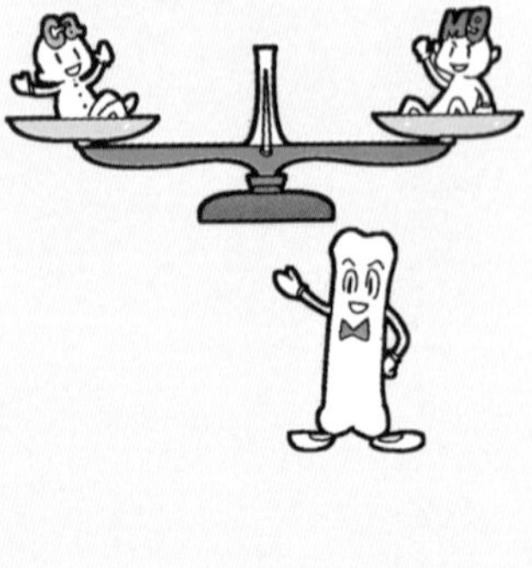

第6章 80歲醫師，教你健康走到老的生活好習慣

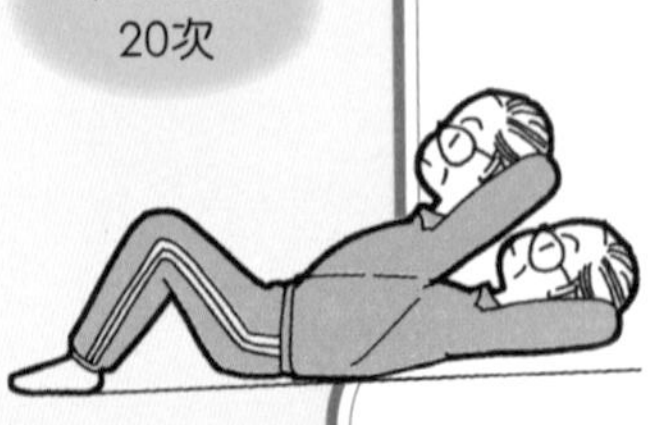

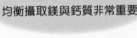

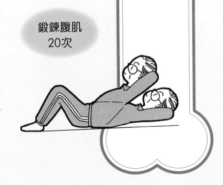

經驗分享

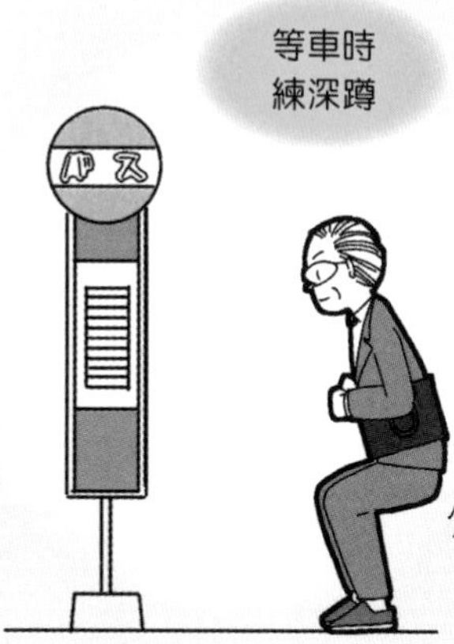

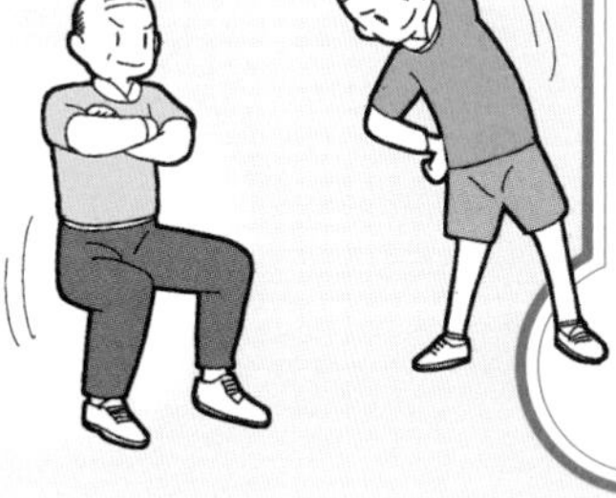

推薦序 1

每個人都值得讓自己更健康與安全

◎劉建良 醫師
臺北市立聯合醫院神經內科主任
失智症中心主任

做為一位神經科與老年醫學科醫師，在日常門診時段，總是聽到病人訴說以下症狀：走路不穩、跌倒撞到頭、跌倒骨折、覺得腿越來越沒力、走路走不遠、腰酸背痛等。經過問診檢查後，問題不外乎為以下4類：1.身體問題：骨骼肌肉、視力、平衡受損、2.認知問題或分心、3.重心轉換或姿勢改變、4.外在危險環境。針對這些問題，每個人的狀況都不一樣，需要給予個別指導，此外，大多數的病患都需要核心肌群訓練。這過程雖然盡力說明，但總感到力有未逮，希望能夠有一個完整工具，能把防跌概念說明更加完整。就在這時候，收到原水出版社瀞文邀請，為林泰史醫師著作：《增肌強骨、不跌倒不骨折實踐法》撰序推薦，看完內容，赫然發現這本書就是上述問題的解方！

林醫師達80歲高齡仍在執業中，他清楚跌倒造成原因是多重與複雜的，為了讓讀者知道跌倒機轉，詳細說明跌倒發生的原因與危害，並透過各種自我檢測項目，讓讀者更了解自己。如讀者已知道跌倒風險高，希望可以快點進行實務操作，那建議可以先從第二章開始閱讀，先了解造成跌倒的情境有哪些，之後回到序章，測驗自己的身體狀態，找出可能問題。接著閱讀四、五章，知道運動與飲食可以如何改善跌倒因子。最後，透過第六章，深入林醫師日常生活，了解如何把書中的知識，轉變為日常生活習慣，讓每天的生活就是健康生活。而尚未閱讀的第一、三章，建議對學理有興趣，或需要理論來說服他人改變不良習慣的讀者閱讀，最後讀完這兩章，您會對跌倒危害程度還有肌肉骨骼的生理學，理解更加透徹。

個人很佩服林醫師在生活細節上的用心，他書中提到：「去健身房鍛鍊身體當然也很好，不過我認為在日常生活中，一點一滴累積小小的運動會更有效！」為了讓健康行為持續，他把所有的健康習慣都與日常生活結合，從早上起床開始，他就安排晨間5分鐘核心肌群訓練，帶著營養午餐出門，在通勤時，爭取時間練習深蹲，在醫院工作時，到各單位與人互動，把握機會爬樓梯以增加運動量。每天積極貢獻自己所學，活出人生光彩，雖然高齡，但心理從不認老，心理健康，頭腦敏銳。

這本書適合各年齡層閱讀，推薦給每位老年讀者，透過書中的步驟，逐一實踐，降低跌倒風險；熟年讀者，從預防跌倒起步，強化肌力骨本；青壯年讀者，了解跌倒危害與預防策略，關心家中父母與長輩，預防他們未來潛在重大傷害。祝福每個人，都能「增肌強骨，健康走到老」！

推薦序 2

不跌倒，預防骨折，健康復能！

◎蔡俊灝　醫師
中國醫藥大學骨科部運動醫學系副教授
骨科部主治醫師

台灣跟日本一樣人口結構快速高齡化，根據行政院國家發展委員會2020年8月發表「中華民國人口推估（2020至2070年）」，台灣已於2018年轉為高齡社會，2020年超高齡（85歲以上）人口占老年人口10．7％，推估將於2025年邁入超高齡社會，2070年85歲以上人口將增長至27．4％。

雖然現在的醫療服務變得便利，交通設施更是多元，但是因為老化跌倒之後骨鬆性骨折所導致失能以及併發症，尤其髖部骨折，因其發病率高、死亡率高、殘疾風險高以及社會醫療保健成本高，造成個人以及家庭經濟長期的負擔。在台灣鄉鎮巷里，更是可見外籍看護推著輪椅、照顧長輩們的風景。除此之外，筆者曾以臺灣的健保資料庫分析證實，一旦受傷跌倒骨折之後，會增加後續心血管栓塞、腦中風、失智等精神疾病風險。

因此避免跌倒骨折以及併發症，更是個人、家庭乃至社會的重要議題。隨著對老化的重視，因為骨質疏鬆，骨關節炎接受門診諮詢治療的病人相當的多，我們的發現跟作者一樣，即使現在治療骨質疏鬆及肌少症的藥物更進步，但現代人普遍缺乏骨骼肌肉鍛鍊，導致下半身肌肉無力，跌倒的風險並沒有減少。因為若能夠避免跌倒，代表一個人的肌骨健康，神智清晰，這包括了神經、肌肉、骨骼系統的協調。

本書的介紹相當全面，不只介紹自我評估跌倒風險，還包括自我鍛鍊，飲食的攝取，外在環境規劃，特別適合銀髮族群重視。我特別推崇本書作者林泰史醫師對於「體」這個漢字精闢的體會；「體」是由「骨」、「豊」兩字合併，骨骼活動，舉止合豊，是禪宗四威儀：「立如松，坐如鐘，形如風，臥如弓。」正行正身，即養正氣，如同老一輩從小教我們坐有坐相，站有站相，而這亦適用於長輩們，這些動作是維持肌力平衡的日常鍛鍊。坊間日前流行的健身房運動，或是瑜伽，核心肌群，重量訓練等對年長者下盤的穩定很有幫忙，但總是需要有場地或是教練指導，而作者提供相當實用且在宅也可以做的鍛鍊方式。

從2021年7月18日的新聞記載，「我們台灣世界球后戴資穎超孝順，不捨9旬嬤爬樓梯，存獎金買高雄電梯透天新家」，由此可知老人「家」居住環境與年輕時的建築需求大不相同，除了站在銀髮者立場，本書也提供偕同照顧的年輕人或是住宅改造應該注意的事宜，都是長者居家生活實用的規劃指南。作者並且用自己的生活規律為範例，建議規劃生活的規律；我尤其建議老人家更需要足夠的睡眠。定時定量的睡眠，有助於睡眠品質，我們的研究也證實老人家有充足的睡眠可以減少骨質疏鬆、代謝性疾病的發生，是長壽的根源。

此外，發生骨折受傷後，除了適當醫療的處置外，我們發現患者傷前若有運動規律，會比較快速復原；相對的，若受傷後有規律的復健，也可以恢復到受傷前的健康狀態；本書中所建議的運動規律，與臨床中的事實相當一致。

樂齡生活的目標要健康長壽，就是要能自主自在的生活，就是要能快樂地行走，本書日系風格的圖畫，簡易清楚，讀起來趣味橫生，可以讓讀者更易閱讀，不只銀髮者，也會讓年輕人們方便了解。深切的希望讀者們能透過此書充分了解如何增肌強骨，健康走到老，並廣為宣傳以及應用於生活中。

作者序

預防跌倒，健康走到老！

◎林泰史
原宿RIHABILITATION HOSPITAL
名譽院長

在日本，目前男性平均年齡81歲、女性平均年齡則為87歲（編註：在台灣男性為78．1歲，女性為84．7歲），在現在這個人人長壽的時代裡，大多數人的心願都是不管到了多老，都可以維持不必接受照護的生活。為了達成這個目標，現在幾乎人人都在進行飲食限制與運動等種種維持健康的措施，就是為了遠離生活習慣病、避免腦中風。

但是，到了現在的令和時代（編註：日本年號，自2019年5月起為令和時代），80～90歲以上的人已經越來越多，其實跌倒、骨折也跟腦中風一樣，會縮短健康的餘命。現在日本75歲以上需要看護的500萬人中，約有76萬人是因為腦中風；而另外不遑多讓的是，其中有大約63萬人是因為跌倒、骨折而需要看護。到了90歲以上，因跌倒、骨折而需要看護的人數便超越腦中風了。我正是因為希望這些需要看護的人數不要再繼續增加，才想要推廣能預防跌倒、骨折的方法，進而監修了這本書。

在本書中，首先要為各位判斷出自己「走路不穩」、「跌倒」的可能性，並闡述跌倒的風險、以及跌倒後的對應方式。接著針對「走路不穩」、「跌倒」進行醫學上的說明，再解說預防跌倒的運動、以及飲食法。最後再揭開筆者至今依然活力滿滿、維持健康的祕訣，並介紹4位患者的成功經驗談。本書以淺顯易懂的文字介紹許多有科學根據的實例，只要閱讀了這些內容，每個人都一定可以100%理解並實踐。

雖然最近25～35年間，預防骨折的藥物與骨質密度檢測已經相當普及，但髖部骨折的患者在過去30年間卻增加了3．6倍，最近5年間更增加了1萬7００人之多。高齡人士骨折的原因約有1／2都是出自於跌倒，造成人生中的晚年過得非常困難。我由衷地希望能幫助大家避免跌倒，若是每一戶人家都能備有這本書就好了。

此外，如果大家對於走路方式的診斷、家庭空間的構造、鍛鍊方式等方面有任何疑惑的話，也可以將這本書當成指南，徹底實行書中的建議，這麼一來「不跌倒的人」就會變得越來越多，跌倒、骨折的情況越來越少。作為這本書的監修者，我真心期盼有越來越多高齡人士可以一輩子都住在自己已經住習慣的家中、過著自己喜歡的生活，這就是我無上的喜悅了。

—Note—

記錄一下

來檢查看看有那些東西
很容易造成跌倒吧！

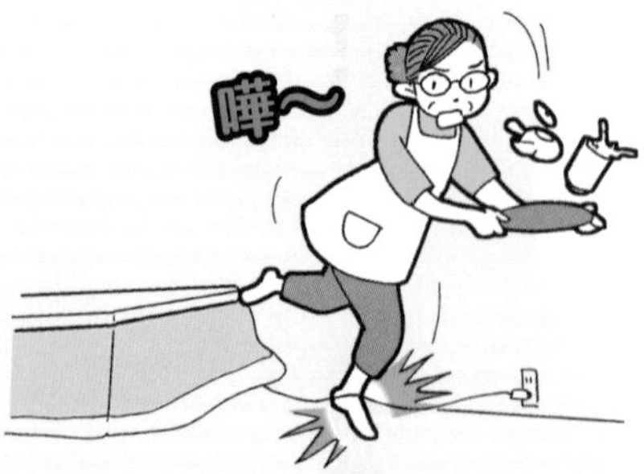

□隨意放在地上的報章雜誌
□地毯　□地墊
□坐墊　□棉被
□電暖桌等家電的電線
□手機的充電線
□家具突起的部分與把手
□桌腳、椅腳

※ 詳見第 81 頁

序 章

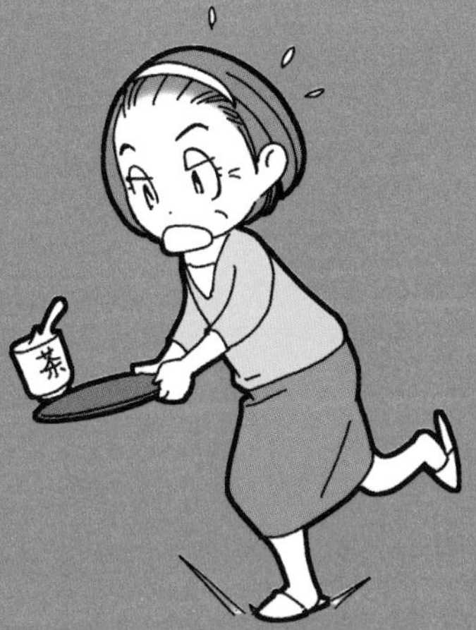

你有可能

「走路不穩」、「跌倒」嗎？

現在就開始診斷！

老年人一旦「走路不穩」、「跌倒」，
之後就很有可能需要接受照護、或是罹患失智症。
若是總覺得下半身不太對勁、
或是最近經常走路不穩、好像快要跌倒的話，
就先檢視看看自己的走路方式與身體狀態吧！

檢視自己的走路方式①　危險的走路方式

□以滑步的方式小步伐走路

因為大腿與小腿的肌肉已經衰退，走路時腳尖無法抬起，用整個腳底板著地走路。

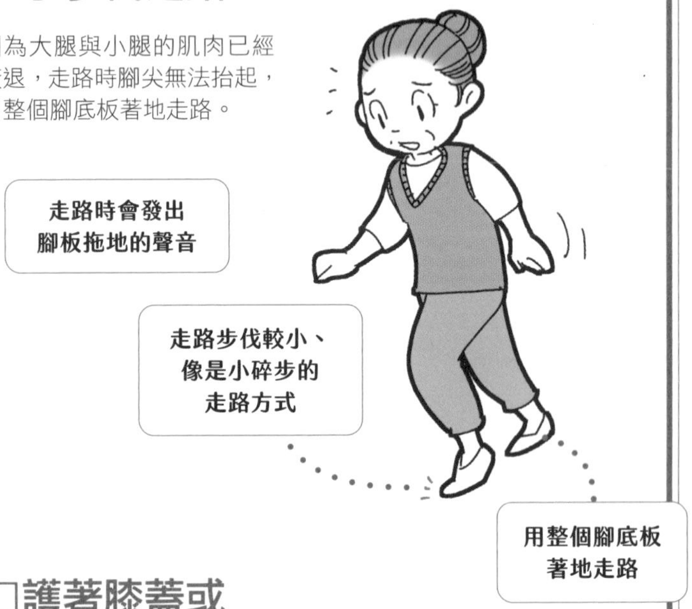
走路時會發出
腳板拖地的聲音
走路步伐較小、
像是小碎步的
走路方式
用整個腳底板
著地走路

□護著膝蓋或腰部走路

由於膝蓋或腰部疼痛而護著這些部位走路，會形成不良的走路姿勢。

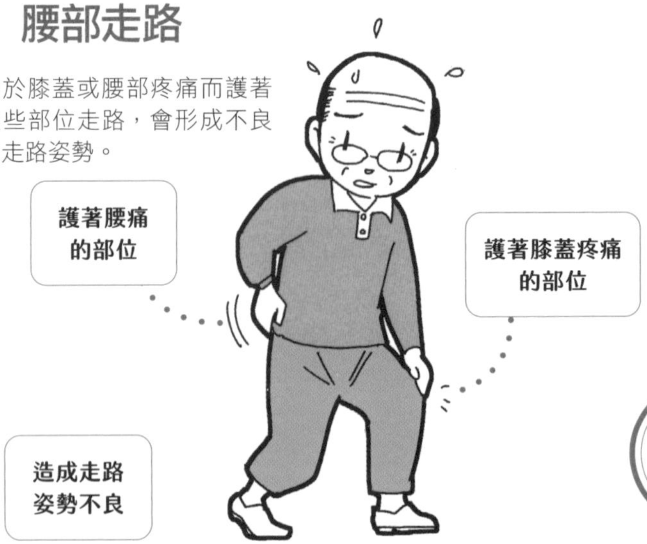

□上半身與腰部 走路時左右搖晃

由於支撐著脊椎的腰部肌肉較弱，無法支撐上半身的重量，腹部肌肉也很弱，使得小腹突出。

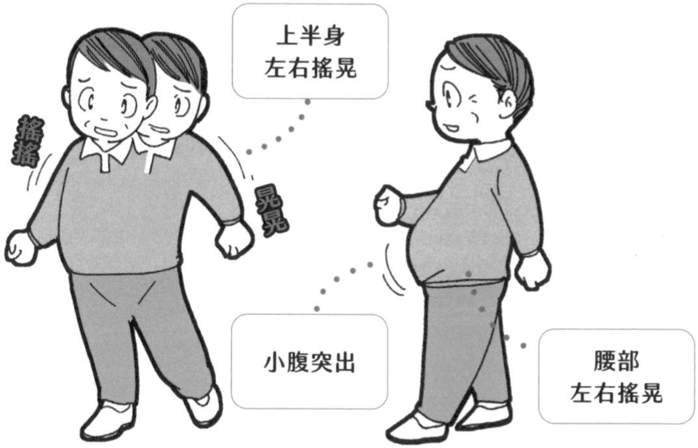

□身體往前傾 走路時臉部朝下

為了保持平衡，走路時膝蓋會稍微彎曲，導致雙腿無法向上抬起。

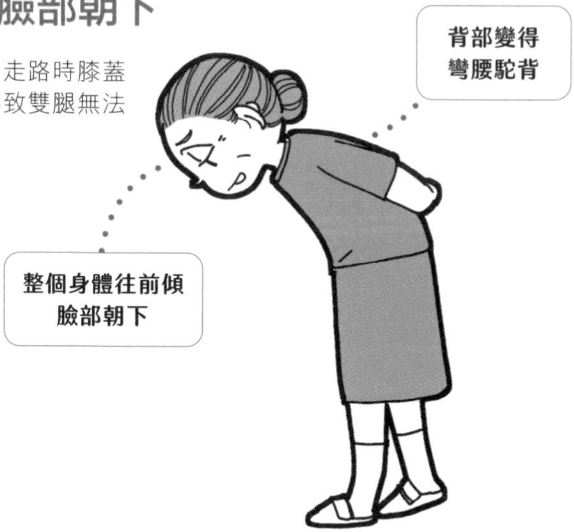

檢視自己的走路方式② 正確的走路方式

如果你的走路方式就像前頁所述一樣的話，就代表你走路所需的體力已經逐漸衰弱。

人在走路時，會需要用到下半身的各種肌肉。唯有鍛鍊這些肌肉，並留意採用正確的方式走路，才能避免走路不穩與跌倒。

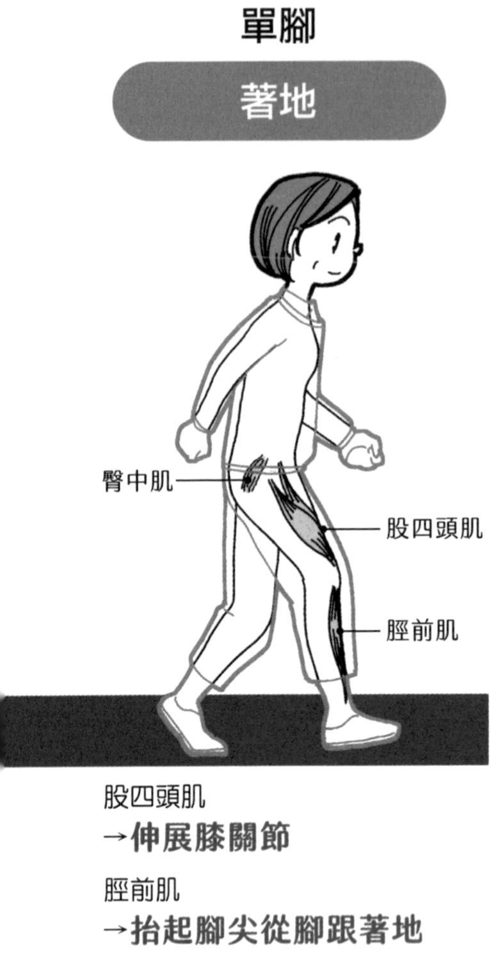

股四頭肌
→伸展膝關節

脛前肌
→抬起腳尖從腳跟著地

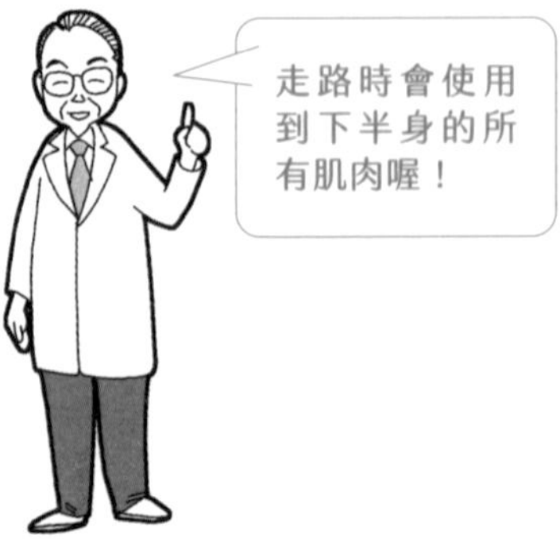

雙腳 站立　　雙腳 離開地面

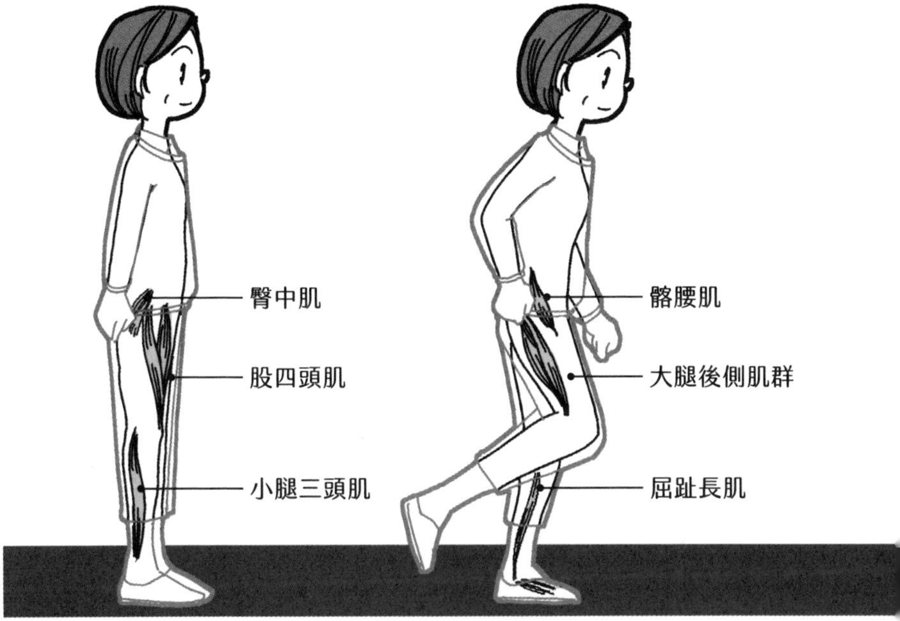

股四頭肌
→伸展膝關節

小腿三頭肌
→踩踏地面

大腿後側肌群
→彎曲膝蓋

髂腰肌
→將雙腳往上抬起

步伐

成人男性的步伐　65 公分
成人女性的步伐　55 公分

隨著年齡增長，步伐也會逐漸縮小。走路時要注意盡量邁開步伐，比以往多跨出 10 公分吧！

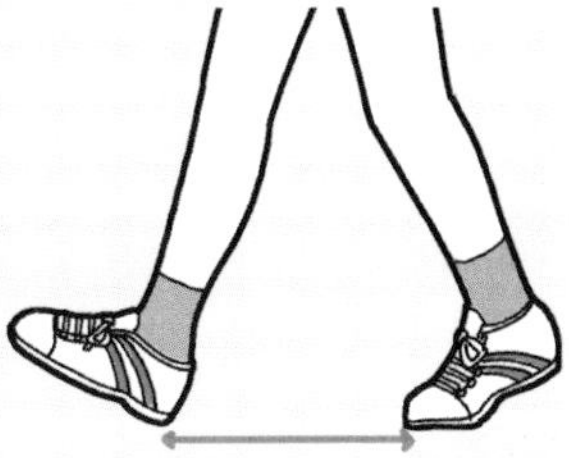

檢視自己的身體狀態① 跌倒風險測驗

□你可以維持單腳站立5秒以上嗎？

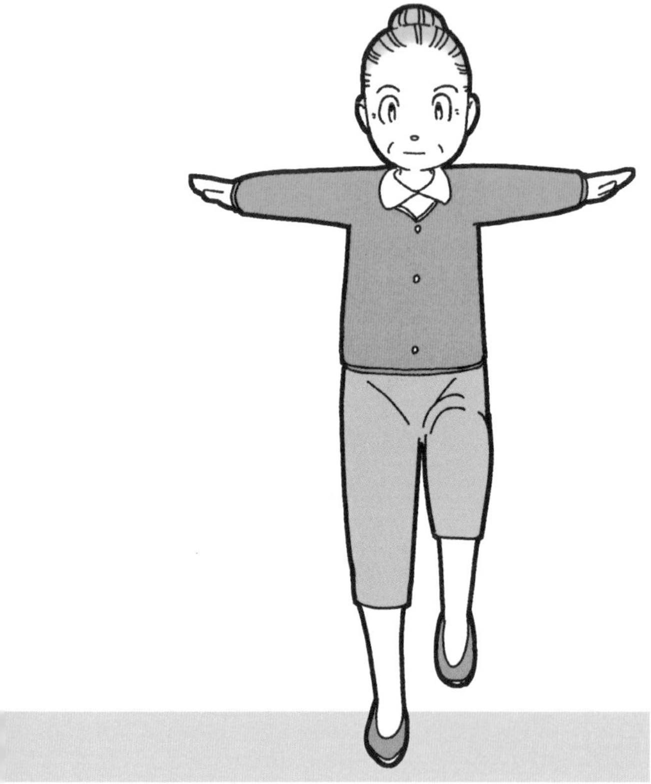

眼睛看前方，雙手朝左右兩邊張開，一邊維持平衡、一邊抬起單腳，只用單腳站立。

請確認自己是否可以維持這個姿勢 5 秒鐘以上。若無法維持 5 秒，就代表跌倒的風險很高。

□你可以在30秒內，從坐姿站起身15次以上嗎？

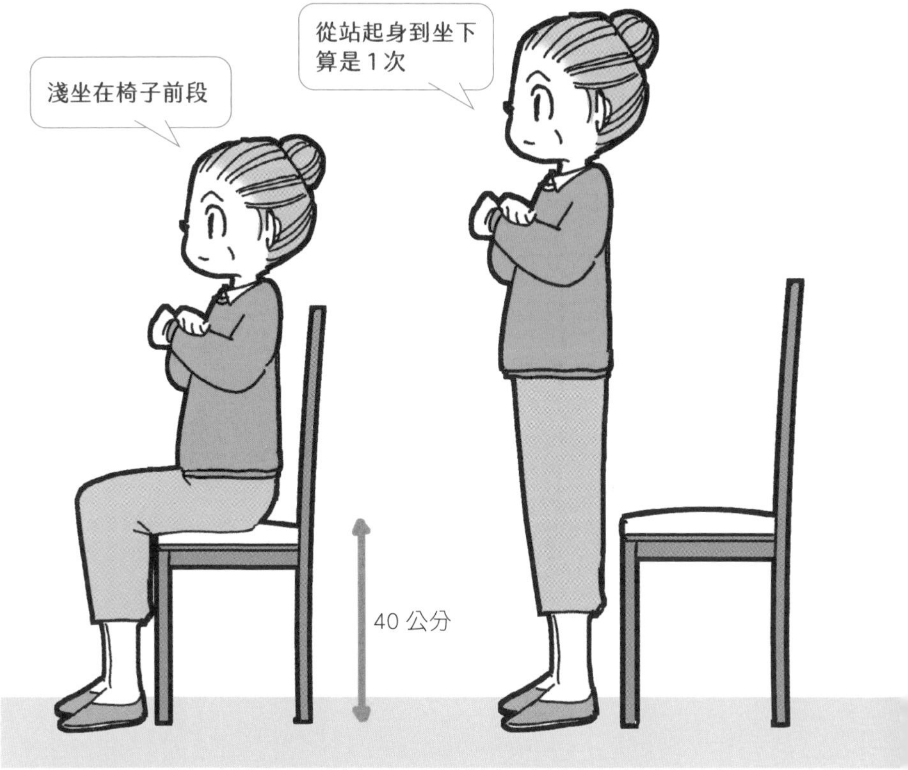

淺坐在 40 公分高的椅子上，雙腳張開與肩同寬。雙手抱胸，從椅子上站起身來，接著再坐回椅子，這樣算 1 次。確認自己是否能在 30 秒內起身、坐下超過 15 次。

若在 30 秒內無法起身坐下超過 15 次的話，就代表跌倒的風險很高。

檢視自己的身體狀態②

計時起走測試（TUG）

在協助病人復健的過程中，經常會使用到**計時起走測試（TUG）。藉由這個測驗可以確認病人的平衡能力，是判斷病人是否容易跌倒的標準**之一。

檢測方式非常簡單，先在距離椅子3公尺的範圍內放置好目標物後，請病人走向目標物，在目標物旁轉彎、再走回椅子坐下，檢測病人在這段過程中花費的時間。

從起身到坐回椅子，若是**需要花超過13．5秒的話，就能判定跌倒的風險較高**。建議大家應定期進行這項測驗，測量自己需要花費多少時間。

計時起走測試（TUG）包含了從椅子上起身、走路、轉換方向、坐回椅子等多種複合性的動作。尤其是大腿肌肉已衰退的人，坐回椅子時容易以衝擊力道較大的方式重重坐下。為了避免骨骼與腰部產生疼痛，請盡量緩緩坐回椅子會比較好。

檢視自己的平衡度

計時起走測試（TUG）

（Timed Up and Go Test, TUG）

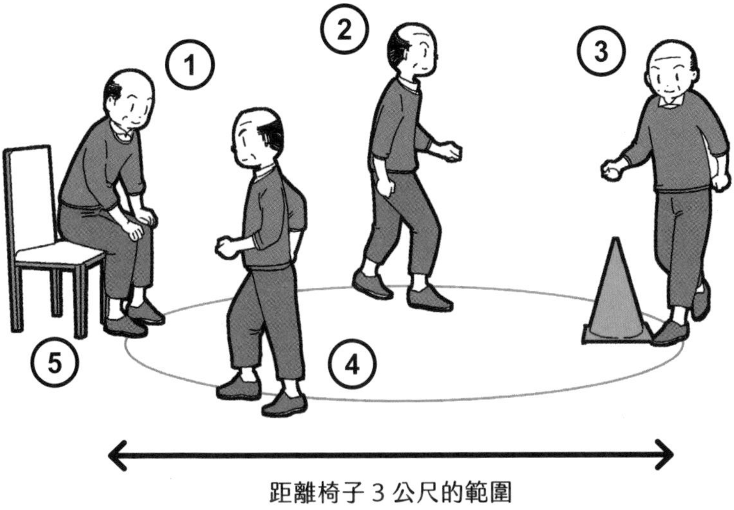

① 從椅子站起身
② 朝目標物走去
③ 在目標物旁轉彎
④ 走回椅子
⑤ 安全地坐下

① ～ ⑤ 的動作

若是需要花超過 13.5 秒
跌倒的風險會比較高！

※ 隨著性別與年齡不同，判定標準也會有所差異

檢視自己的眼睛狀況　掌握眼睛疾病及早治療

隨著年齡增加，眼睛方面的問題會越來越多，例如看不清楚近距離物品的老花眼、不易產生淚水的乾眼症等。不僅如此，**像是白內障、青光眼、老年性黃斑部病變、糖尿病視網膜症等，這些老年人特有的眼部疾病**也越來越多。

若患有上述這些眼部疾病，可能會導致看不清楚腳邊與周遭的高低落差，在家裡走路不穩、跌倒的風險也會升高。

此外，**年齡增長也會導致色彩辨識能力顯著低落，產生色覺異常的現象**。後天性的色覺異常，通常是無法辨識藍色與微妙的色彩差異，因此在較昏暗的場所中，無法判斷樓梯與床鋪的邊界，導致雙腳踩空，或是看不清楚床鋪與地毯的邊界，使得走路不穩，這類型的居家意外越來越多。請大家務必要前往醫療院所進行眼睛檢查，接受適當的治療，並留意打造出看得清楚的安全居家環境。

眼部疾病症狀確認表

因年齡增長而產生的眼部疾病，很有可能會讓人走路不穩、甚至導致跌倒。

症狀	可能患上的疾病
□看不清楚近距離的物品	**老花眼**
□眼睛容易疲勞	**眼睛疲勞、老花眼、乾眼症**
□轉動眼睛時感覺很乾	**乾眼症**
□眼睛前面好像有東西在飛舞	**飛蚊症**
□覺得光線很刺眼	**白內障**
□視線模糊	
□中央視野變暗	**老年性黃斑部病變**
□視線模糊、看不清楚	
□視線模糊	**白內障 糖尿病視網膜症**
□視線範圍縮小	**青光眼**

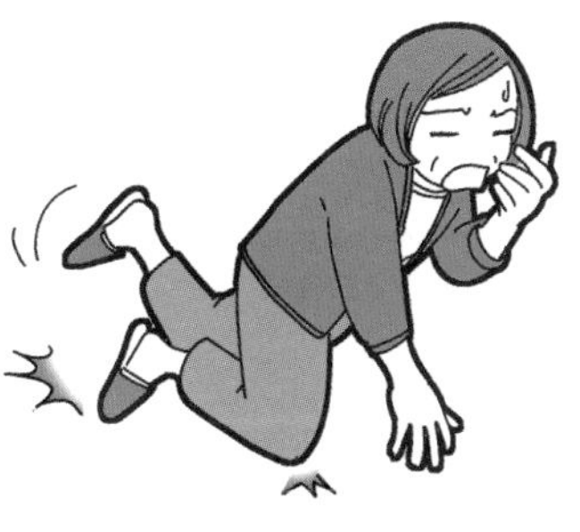

檢視自己的注意力　認知功能是否衰退

光是體力衰退，並不會造成走路不穩或跌倒。

一旦過了60歲，**隨著年紀越來越大，注意力、記憶力、規劃能力、判斷時間場所、空間認知力等認知功能都會慢慢衰退**。這是因為隨著年齡增加，大腦會逐漸萎縮、並堆積老廢物質的緣故。

當年紀越來越大，注意力會變得越來越差。以往明明可以做到的事情，例如下廚料理、同時進行兩件事、記憶等，都可能會做錯，或是變得越來越不擅長。

此外，年紀大了之後視力也會變差，無法專心注意腳邊的狀況，很有可能會因為外套或地毯等小東西而絆倒。

在日常生活中，若是擔心自己可能因認知功能衰退而發生意外的話，請務必前往專門的醫療院所接受診察。

認知功能自我檢查表

一旦認知功能衰退，走路不穩與跌倒的風險就會大幅提高。

- ☐ 忘記鑰匙放在哪裡
- ☐ 想不起來 5 分鐘前聽到的事情
- ☐ 無法一個人搭公車、捷運、或開車外出
- ☐ 有時候會搞不清楚今天是幾月幾號
- ☐ 沒辦法立刻說出想講的話
- ☐ 無法自己一個人領錢、存錢
- ☐ 無法自己一個人去買東西
- ☐ 被別人說自己總是講同一件事
- ☐ 無法打掃
- ☐ 無法打電話

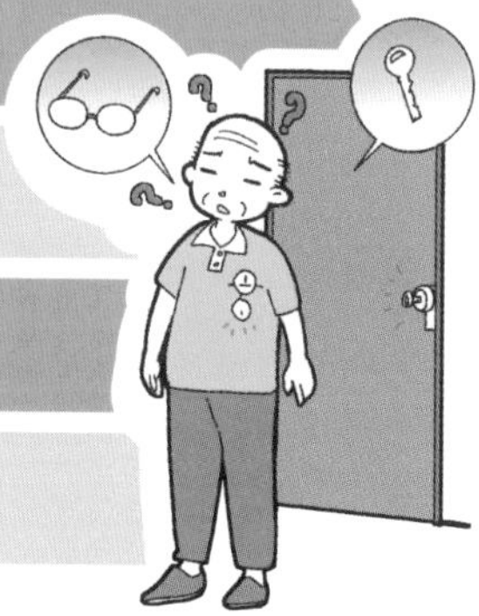

擔心自己符合的項目很多嗎？
多數符合的話就趕緊去檢查吧！

※ 這份自我檢查表只是大致上的標準而已。必須經由醫療院所做出診斷，才能確認罹患失智症。
※ 這份表格是依照東京都福祉保健局「失智症自我覺察確認表」改寫而成。

檢視自己的衰弱程度 及早察覺延緩老化

所謂老年衰弱症（Frailty）指的是，因年齡增長而導致體力與身心靈的活力衰退的狀態。

要是走路不穩、跌倒、減少外出等狀況越來越頻繁的話，就可以算是衰弱。

對老年人而言，若是從原本的健康狀態轉移至衰弱狀態的話，便很有可能會變得需要接受照護。

在以往大家都只覺得這是正常的老化現象而不以為意，但最近卻發現，**若能在變得衰弱的過程中及早察覺，採取恰當的預防對策，便是延長健康壽命的關鍵。**

現在就開始正視走路不穩與跌倒的危險性，以正確的鍛鍊與運動來提升體力，努力維持健康的身體吧！

若想了解更詳細的衰弱程度評估，請向醫療機構或相關政府機關洽詢。

老年衰弱正是介於健康與需要照護之間的狀態在此時恢復體力至關緊要！

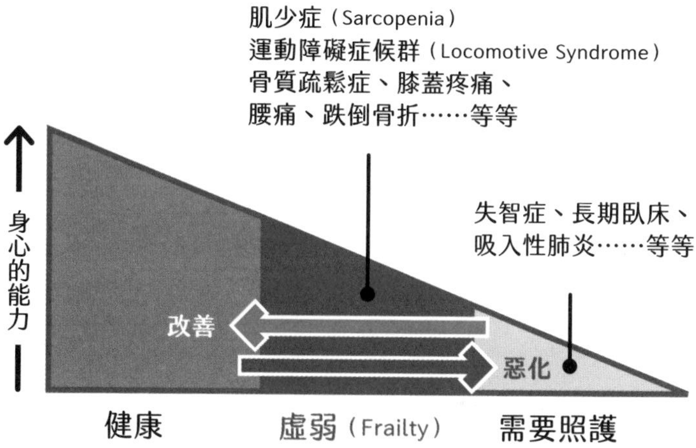

過渡在虛弱的階段時，若能採取運動、復健、飲食療法、藥物療法等恰當的對策，身體狀況是有可能改善的！

虛弱程度自我檢測表

- □很難打開寶特瓶的瓶蓋
- □無法在綠燈的時間內走完斑馬線
- □在半年內體重減少 2 ～ 3 公斤
- □變得比以前更容易累
- □很少與人說話、減少外出

若符合 3 項以上就有虛弱之虞，若符合 1 ～ 2 項，則有可能是剛開始步入虛弱階段。

－專欄－①

白肌與紅肌

身體肌肉共有3種，分別是具備瞬間爆發力的白肌（快縮肌）、具有持久力的紅肌（慢縮肌）以及介於這兩者之間的肌肉。簡而言之，白肌可說是短距型、紅肌則是長距型肌肉。當年紀尚輕時，拜具備瞬間爆發力的白肌所賜，人們可以靈活地活動身體，但隨著年紀越來越大，白肌就會逐漸衰退。而紅肌則因為平時走路都會頻繁使用，因此就算年齡增長也不太會因此而變衰弱。為了預防走路不穩與跌倒等問題，偶爾也要進行需要瞬間爆發力的運動來鍛鍊白肌，而平常也要多做需要持久力的家事、或多去散步來鍛鍊紅肌，設法維持這兩種肌肉才行。

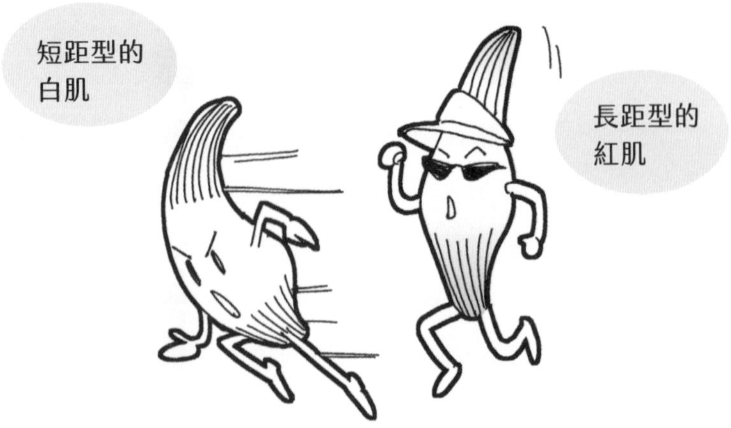

第1章

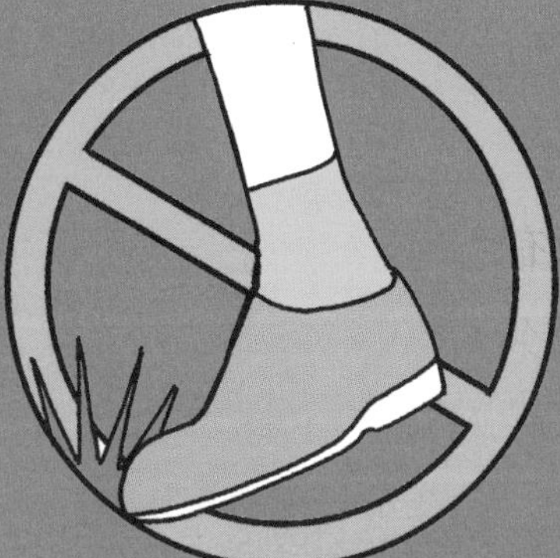

深入了解走路不穩與跌倒的風險

以健康長壽為目標！

隨著年紀越來越大，走路不穩或跌倒就越有可能會引起骨折、或變成需要接受照護的狀態。
現在就正確且深入了解，自己周遭可能會造成走路不穩與跌倒的風險與原因，防患於未然，以健康長壽為目標好好努力！

一旦「跌倒、骨折」隨之而來的是需要照護的人生

根據日本內閣府公布的「平成30年（2018年）版高齡社會白書（譯註：平成30年（2018年）版高齡社會報告書）」，在照護保險制度下，被認定需要支援或照護的人數約有606．8萬人（平成27年末），而這個數字每一年都持續增加中。**在造成需要照護的原因之中，第4名就是「跌倒、骨折」**。隨著年齡增長，不但肌肉會衰退、骨質也會疏鬆，只不過是稍微跌倒而已，就很有可能造成骨折。此外，第5名則是容易引起走路不穩與跌倒的「關節疾病」，這方面也不可不慎。

尤其是老年人特別容易因為跌倒而造成大腿根部骨折。一旦大腿根部骨折，就會變得無法站立、走路，導致需要接受照護。

也就是說，走路不穩會導致跌倒，**跌倒會導致骨折，骨折會導致住院且需要接受照護**，在一連串的連鎖反應下，最終的結果就是帶來需要照護的人生。

造成老年人需要照護的原因 第4名就是「跌倒、骨折」

第1名	失智症	18.7%
第2名	腦中風	15.1%
第3名	因高齡造成的衰弱	13.8%
第4名	**跌倒、骨折**	**12.5%**
第5名	關節疾病	10.2%

※ 資料來源：日本內閣府「平成 30 年版高齡社會報告書完整版」

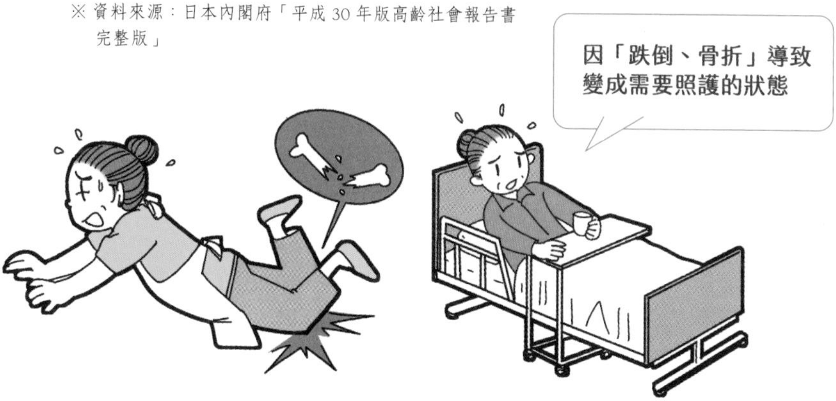
因「跌倒、骨折」導致變成需要照護的狀態

何謂需要照護、需要支援？

需要支援（階段 1 ～ 2）

不需要別人幫忙，可以靠自己的力量生活。

需要照護（階段 1 ～ 5）

靠自力生活已有困難，需要接受某種程度的照護。需要照護的程度分為 1 ～ 5 階段，若是第 5 階段的話，幾乎就是長期臥床的狀態了。

（編註：台灣將長照失能程度分成 2-8 等級，可使用日常生活活動功能 (ADLs) 量表及工具性日常生活活動功能 (IADLs) 來做評估。）

千萬要留意老年人「跌倒、摔倒」的風險！

根據日本厚生勞働省（譯註：相當於台灣的衛生福利部）的「人口動態調查」顯示，每年約有3萬名以上的老年人是因「意外事故」而過世。

若仔細調查老年人「意外事故」的死亡原因，首位是「誤嚥註」，次之就是「跌倒、摔倒」。「跌倒、摔倒」造成的死亡人數，甚至還是第4名「交通事故」的兩倍以上。

比交通事故死亡人數更多的「跌倒、摔倒」致死，在前期高齡者（65歲~74歲）與後期高齡者（75歲以上）之間的人數落差非常大。過了65歲之後，隨著年事漸高，因「跌倒、摔倒」而死亡的人數也隨之增加。（編註：根據衛福部調查，台灣65歲以上老年人事故死亡原因，第1名為交通事故，第2名也為「跌倒」，每6人就有1人曾跌倒。）

尤其是75歲之後，死亡人數更是翻倍成長，每差距5歲就會再多10萬人左右因「跌倒、摔倒」而過世。顯然**年齡越高，因「跌倒、摔倒」而死亡的風險就會越高**。

註 誤嚥：食物或異物沒有進入食道，而是誤入氣管之中。

老年人遭遇「意外事故」的第2名死因就是「跌倒、摔倒」

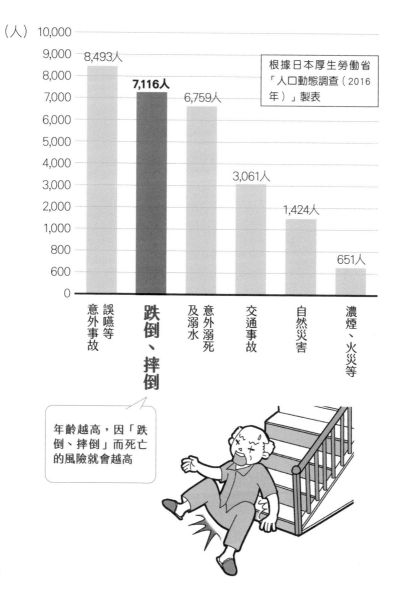

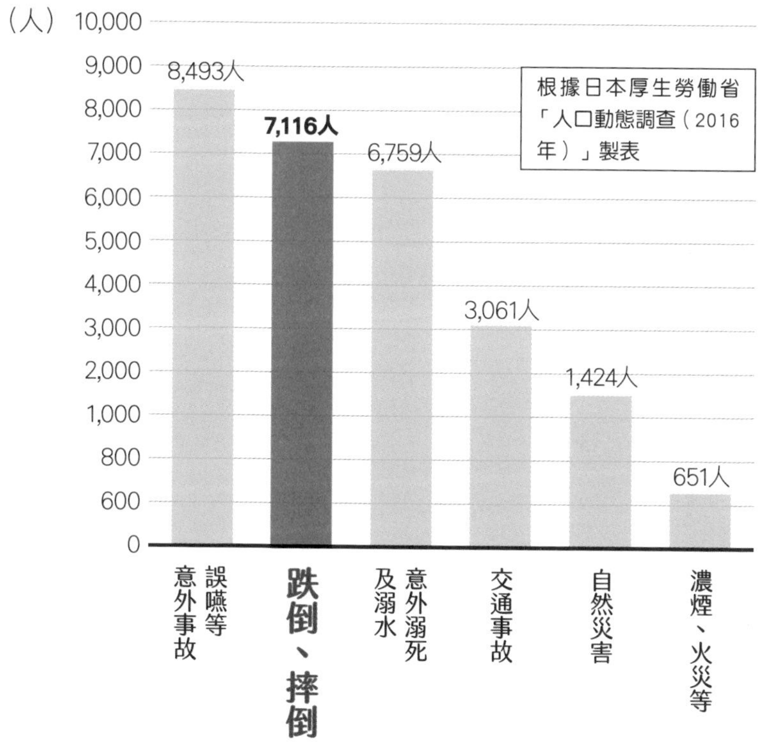

年齡越高，因「跌倒、摔倒」而死亡的風險就會越高

老年人緊急送醫約有8成都是因「跌倒」意外

根據東京消防廳的緊急送醫資料顯示，因日常生活發生意外而緊急送醫的大部分患者，都是65歲以上的老年人，占了全體的8成以上。而在2017年中就有7萬多名老年人緊急送醫。

在老年人緊急送醫的事故類別中，因道路與高低不平而「跌倒」意外的占比最高，約有8成。其次則是從樓梯、床鋪、椅子上「摔倒」，約占1成左右。

一般認為，合計起來高達9成之多的「跌倒」、「摔倒」意外，也是因為上了年紀後身體機能衰退所造成，尤其是體力、視力與注意力降低更是最重要的原因。

此外，老年人因「跌倒」、「摔倒」緊急送醫後，約有3成以上的人是屬於需要住院治療的「重症」患者，由此可以得知，**老年人發生意外有重症化的傾向**。

老年人緊急送醫事故中
約有8成「跌倒」＋1成「摔落」

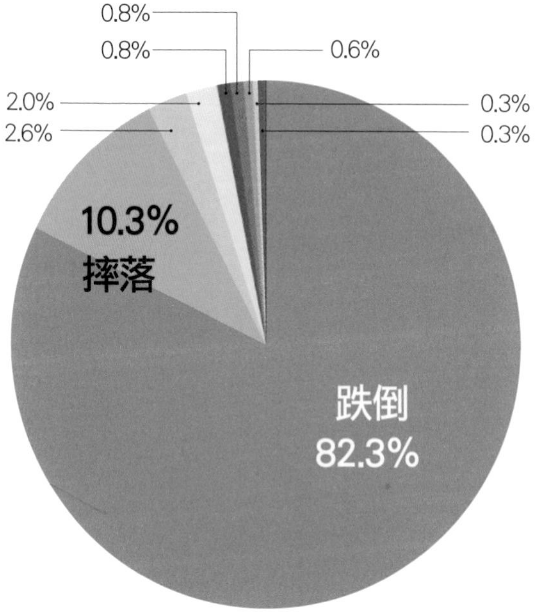

- 跌倒 ： 55,614人
- 摔落 ： 6,932人
- 異物哽住咽喉 ： 1,722人
- 撞擊 ： 1,341人
- 溺水 ： 527人
- 刀傷、刺傷 ： 525人
- 夾傷 ： 400人
- 咬傷、被刺傷 ： 213人
- 燒傷 ： 186人

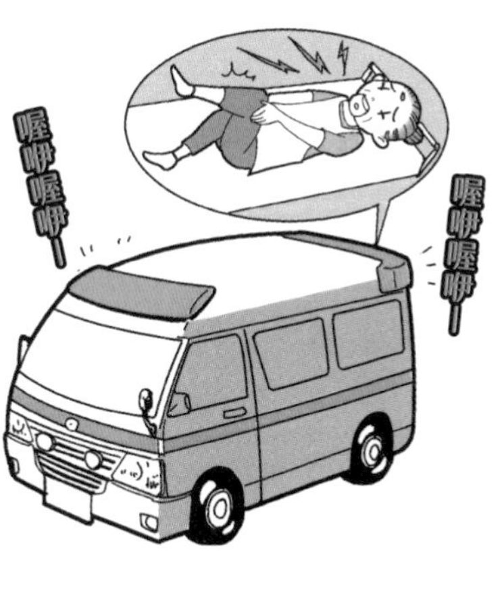

走路不穩、跌倒，有半數以上發生於居家環境中

根據日本老年人緊急送醫資料顯示，約有6成以上的意外，都是發生於住宅等居家環境當中。

至於發生意外的場合，**占了緊急送醫8成的「跌倒」事故，主要發生場合由多至寡分別為：道路、高低不平處、走廊、樓梯、玄關**。

一般道路發生意外的地點大多是在下雨濕濡的地面、人孔蓋、水溝蓋等，這些地點很容易造成走路不穩而跌倒。而在居家環境中，則是高低不平處、走廊、樓梯、玄關等具有高低落差且陰暗的地點，最容易造成跌倒，非常容易發生意外。

隨著年齡逐漸增高，即便是早已住習慣的居家環境，也很有可能造成危險。**一定要清除容易造成走路不穩的高低落差，打造一個能安全居住的環境，才能預防跌倒。**

老年人容易發生意外的場所

跌倒

第1名	道路
第2名	高低不平處
第3名	走廊
第4名	樓梯
第5名	玄關

※東京消防廳「根據緊急送醫資料歸納的日常生活意外事故真相（2017年）」

摔倒

第1名	樓梯
第2名	床鋪
第3名	椅子
第4名	A字梯 踩腳凳 鷹架
第5名	手扶梯

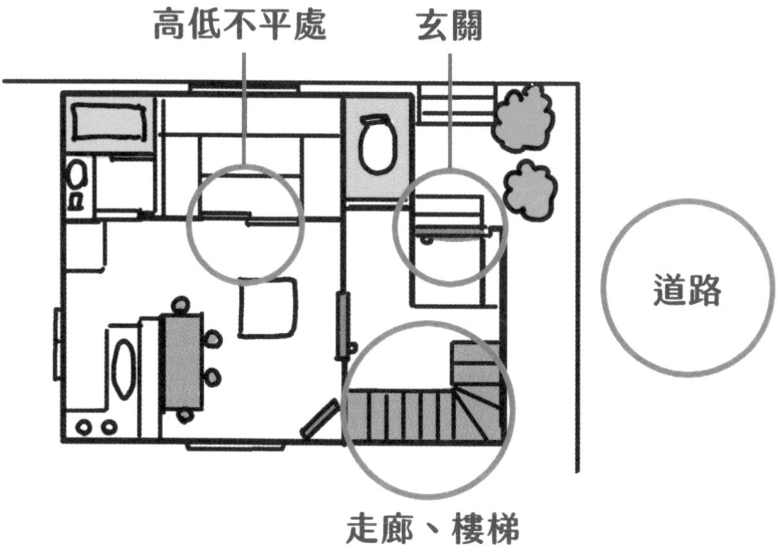

一點點高低落差就會導致走路不穩與跌倒意外

即使沒有因「跌倒、摔倒」而死亡、或是受的傷不到需要緊急送醫的程度，但老年人在自家中發生跌倒意外的頻率很高，這也是不爭的事實。即便沒有受重傷，只是因跌倒而撞傷、擦傷、扭到而已，顯然也可以看出在居家環境中有著會造成跌倒的原因。

日本內閣府在西元2010年，曾針對60歲以上老年人，進行關於跌倒意外的調查，發現**在自家跌倒的場所中，以「庭院」、「客廳、餐廳、臥室」、「玄關、門口」居多**。以庭院為例，像是整理庭院時，就很有可能從階梯上摔落。「玄關、門口」則可能是因高低落差、或腳邊燈光昏暗而導致跌倒。此外，幾乎沒有高低落差的「客廳、餐廳、臥室」，則可能是因為踢到電線等小東西而絆倒。（編註：根據衛福部106年「國民健康訪問調查」分析長者跌傷的地點，室內發生跌傷的第1名為臥室、第2名為客廳、第3名為浴室。）

老年人在自宅中跌倒的地點

第1名	庭院	36.4%
第2名	客廳、餐廳、臥室	20.5%
第3名	玄關、門口	17.4%
第4名	樓梯	13.8%
第5名	寢室	10.3%
第6名	走廊	8.2%
第7名	浴室	6.2%
第7名	廚房	6.2%

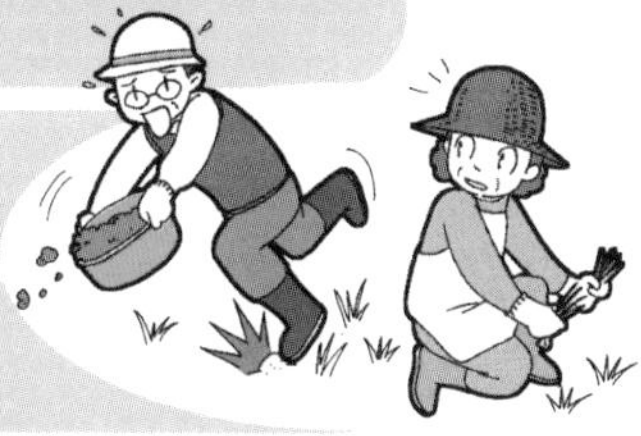

※ 本調查答題可複選
※ 日本內閣府「2010 年度高齡者對住宅與生活環境的意識調查結果」

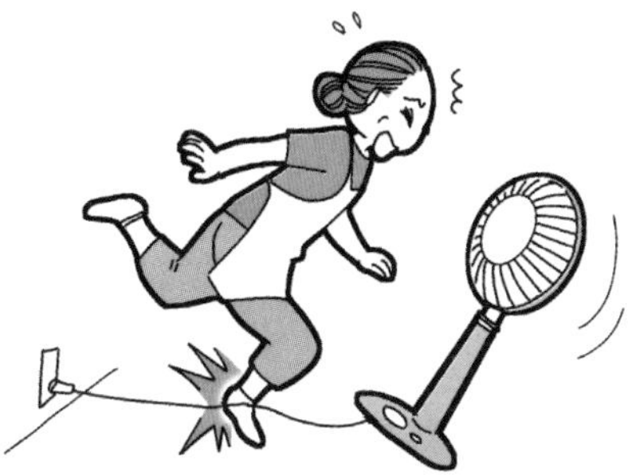

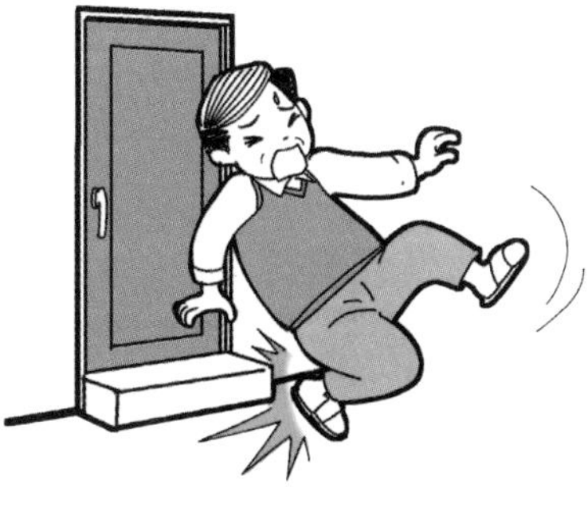

一旦平衡能力下滑，就會容易跌倒

老年人之所以容易跌倒，原因除了體力衰退之外，年齡增加導致平衡能力下滑也是關鍵因素之一。無論是走路、站立、蹲坐時，我們都會在無意識之中，調整身體的重心，讓身體維持平衡。

若將20歲時的平衡能力當作是100%的話，50歲左右便會下滑至40%，60歲左右則是30%，到了70歲左右甚至只剩20%，也就是說，平衡能力會隨著年齡增長而大幅衰退。

此外，平衡能力也會受到平衡感、認知能力、視覺等感覺機能與運動能力等各式各樣的因素影響。不僅如此，也可能會受到失智症與巴金森氏症等，因年齡增長而產生的疾病所影響，讓平衡能力變得更差。

如果你最近曾在毫不起眼的地方走路不穩的話，不妨試做看看計時起走測試（TUG）（詳見第28頁），檢視一下自己的平衡能力如何吧！

平衡能力會隨著年齡增長隨之下滑

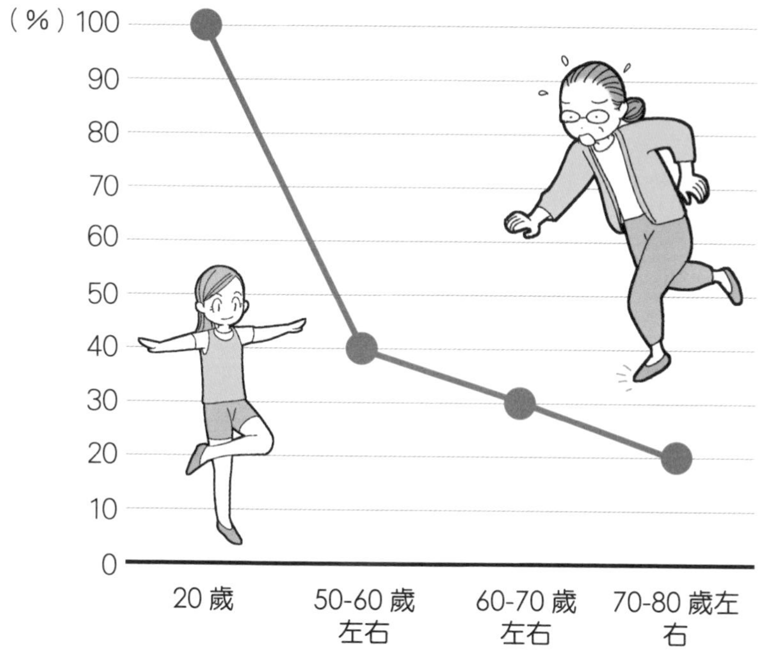

平衡能力會受到各種因素的影響

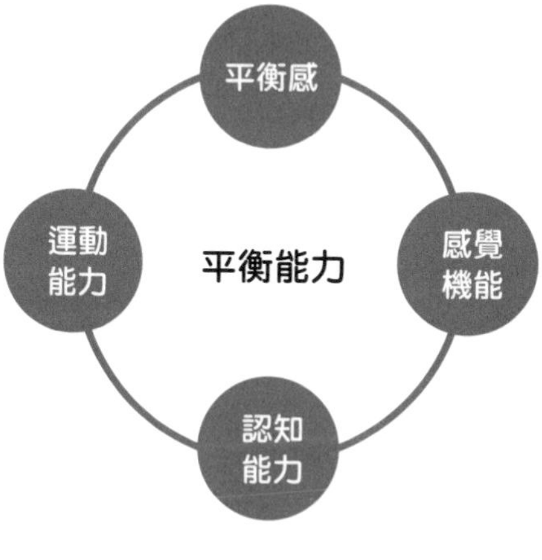

－專欄－②

5年的照護費用超過百萬

若是因骨折導致被判定為需要照護的第 5 階段，5 年下來部分負擔的照護費用約為 216 萬元日幣。這是以需要長期照護的「第 5 階段」狀態下試算出的金額。在台灣，根據衛福部統計，我們一生中平均長照需求時間約 7.3 年，若每月估算 4 萬元的照護及生活、輔具等費用，7 年下來花費將高達 336 萬元。

就好像在年輕時多存錢、上了年紀後就可以過得比較輕鬆一樣，只要越早開始對付走路不穩與骨質疏鬆等問題，採取能有效預防骨折的對策，這麼一來無論是在健康層面或經濟層面，都能讓自己的老年生活過得更安心。

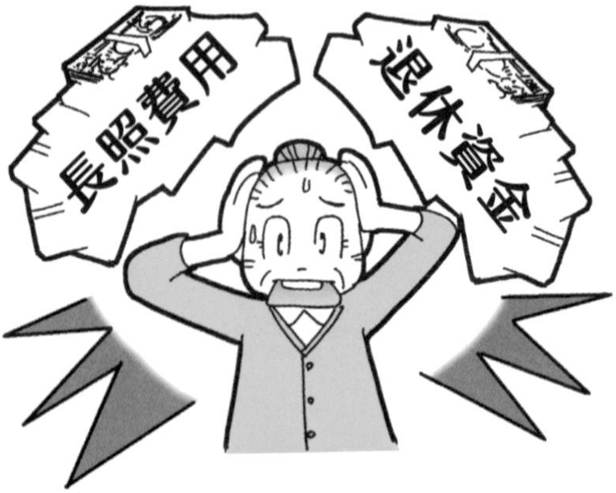

第2章

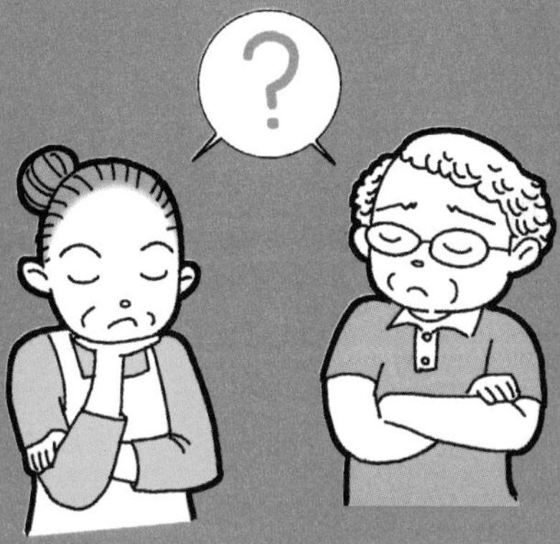

什麼時候會跌倒？

跌倒時
怎麼做才好？

人究竟是在什麼時候容易跌倒呢？
在這裡要告訴大家，老年人容易跌倒的情境、
以及預防跌倒的方法！

人為什麼會跌倒呢？

造成跌倒的原因不會只有一個。通常都是因為身體能力與環境等多重因素累加在一起，才會讓人容易跌倒。隨著年齡增長，**體力、視力、注意力、平衡感都會下滑**，年輕時不以為意的高低落差，上了年紀之後也可能無法順利跨過而被絆倒，造成跌倒。

不只是老年人而已，即使是中高年齡層的人，也有可能會因為**姿勢、走路方式、或是穿著會妨礙走路的衣服鞋子等**，造成走路不穩，進一步發生跌倒的意外。

此外，**凌亂的房間、高低落差、障礙物等**外界環境因素，也可能會引起跌倒。

請各位將上述這些因素一一排除，並鍛鍊體力，整頓出一個不會引起跌倒的安全生活環境吧！

各種可能引起跌倒的因素

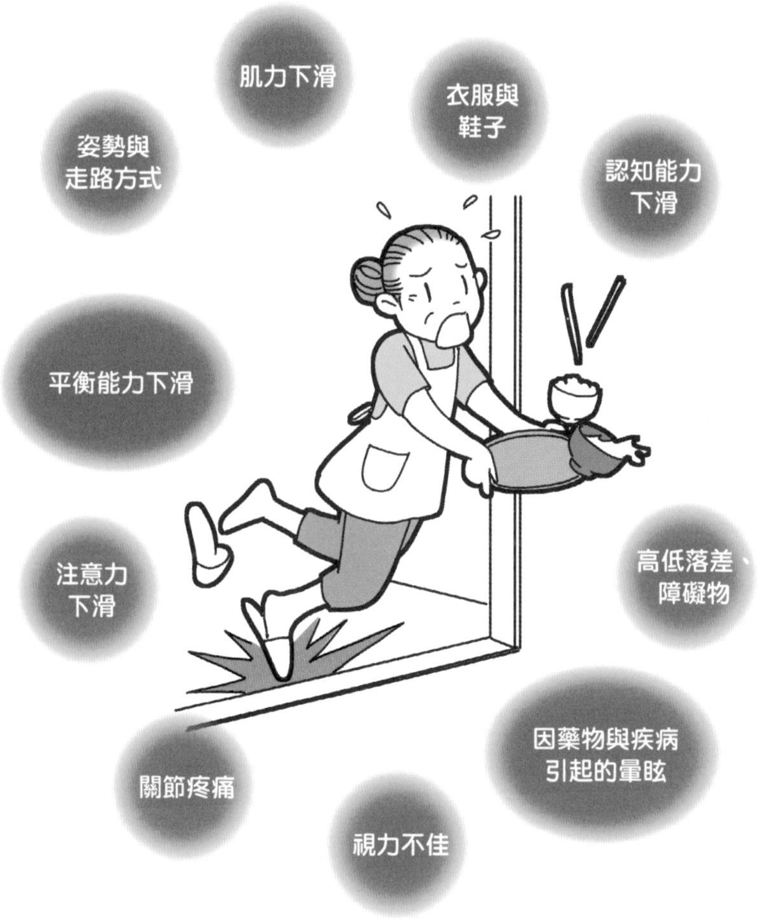
肌力下滑
衣服與鞋子
姿勢與走路方式
認知能力下滑
平衡能力下滑
注意力下滑
高低落差、障礙物
因藥物與疾病引起的暈眩
關節疼痛
視力不佳

雖然隨著年齡增長，走起路來本來就會變得越來越不穩，不過，若再加上這些因素，即使是中高年齡層的人，也有可能因為走路不穩而跌倒。

為什麼跌倒會這麼可怕？

只要讀完第1章就可以得知，老年人因走路不穩與跌倒所造成的意外死亡，比交通事故還多出許多，而且需要緊急送醫的跌倒意外也層出不窮。

尤其是老年人因為骨質疏鬆症的緣故，一旦跌倒就很容易造成骨折，這就是跌倒最可怕之處。

在第3章（詳見第104頁）會詳細介紹到，**老年人因跌倒而造成骨折的各部位中，會造成最嚴重後果的就是大腿根部（髖部骨折）**。只要這個部位一骨折，就會變得不良於行，要讓雙腿恢復如昔，至少要花1～3個月的時間。在這段時間內，不僅肌肉力量會下滑、關節也會變得僵硬，身體狀況會變得越來越虛弱。而且還會受到骨折併發症的影響，有不少人都必須長時間住院，陷入需要接受照護的狀態。

跌倒會導致骨折，讓人陷入需要接受照護的狀態

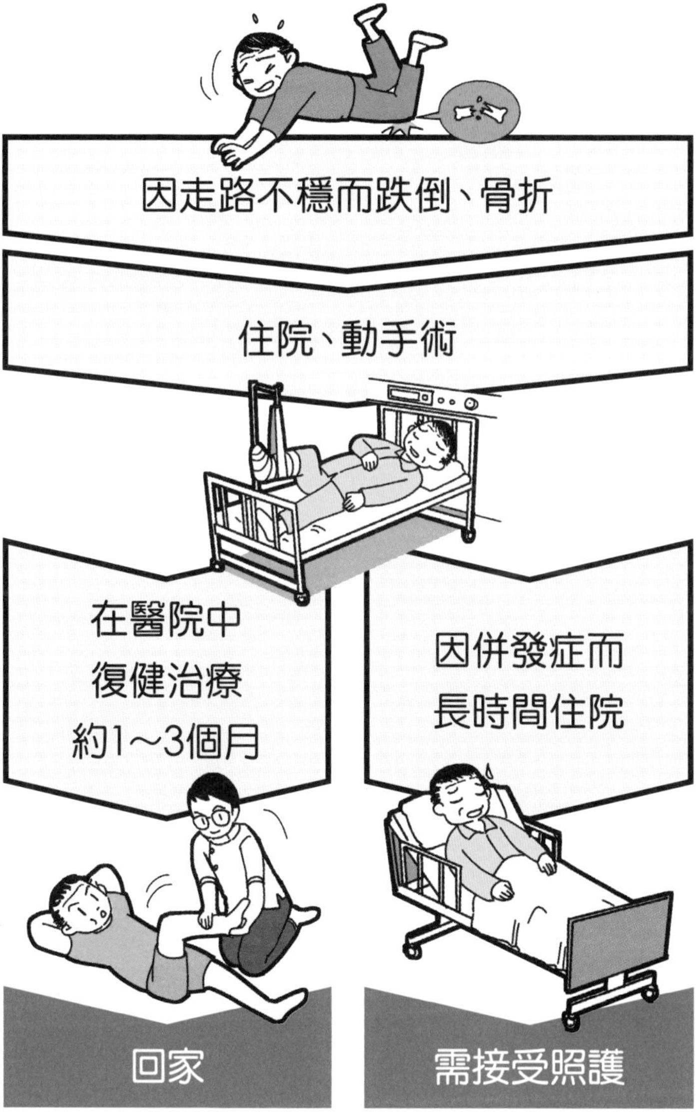

什麼時候會跌倒呢？

一般而言，像是在上下樓梯、在家裡準備站起身來、入浴、出入玄關大門、整理庭院、出外散步與購物等**正在做各種動作的時候**，都是很容易造成跌倒的情境。

除了因為高低落差、樓梯與障礙物等環境因素而絆倒，造成跌倒意外之外，**同時做兩個動作時也很容易跌倒**。舉例來說，端茶走路時剛好電話鈴聲響起，打算要接起電話的那瞬間，就很有可能跌倒；或者是下樓梯時稍微看了一眼別處，就可能會滑倒；甚至是坐在椅子上做事時，想要拿取別的物品，也很有可能會摔倒。

雖然大家可能覺得這些都是微不足道的小事，但只要注意別同時進行兩件事，就能有效預防跌倒意外發生。

同時進行兩個動作時 千萬要小心留意

在家裡

端著茶走路時，
想要接電話
就很有可能跌倒

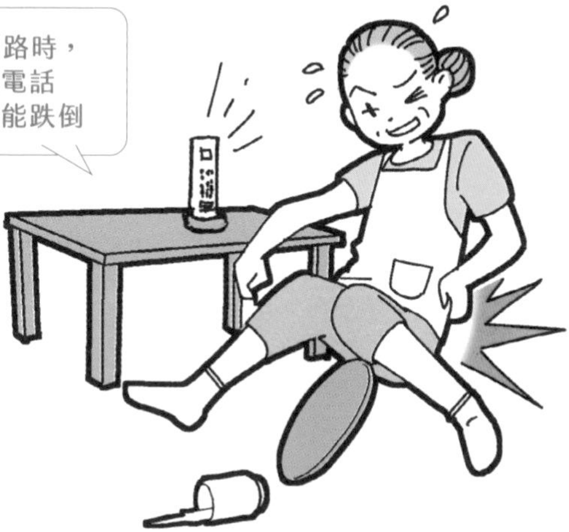

在外面

下樓梯時，
稍微看了一眼別處
就有可能滑倒

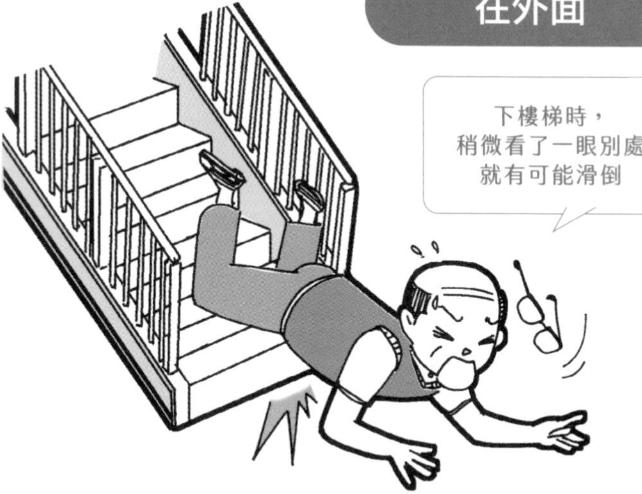

造成跌倒的關鍵①

上下樓梯時

無論是跌倒或摔倒，**樓梯都是最常發生意外的地點**。

在家裡，高低落差最大的地點就是樓梯。就算只是穿著拖鞋等沒有後跟的室內鞋，在樓梯上上下下，也很容易跌倒。其實不只是樓梯而已，請大家務必要留心，**在家時不要穿著易滑的室內鞋或襪子走路**。

另外，半夜上洗手間時，在陰暗的階梯上踩空的意外也時有所聞。建議大家在樓梯安裝**感應式的照明設備**，打造出一個腳邊光源充足的環境，也是預防跌倒很重要的一點。

同時，為了在樓梯上保持平衡、不易跌倒，也請大家參考「在家中裝設扶手（詳見第82頁）」的章節，認真考慮在家裡**裝設扶手**的可行性。

平時就要養成在上下樓梯時，慎重地一階一階慢慢走的習慣，並且更重視走樓梯時的安全才行。

一旦踩空階梯就會失去平衡

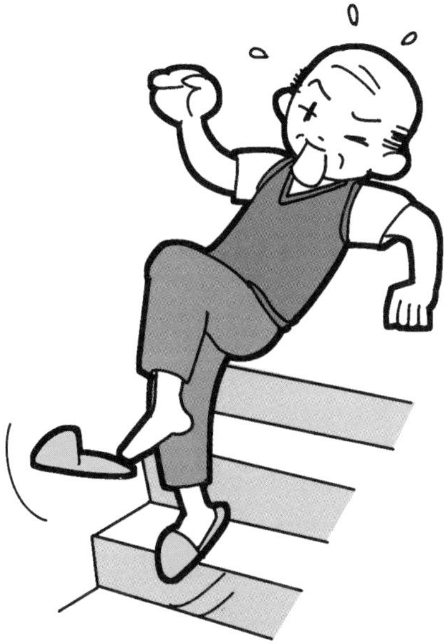

樓梯安全度確認

□是否有安裝感應式照明設備？
□樓梯旁是否有安裝扶手？
□樓梯旁是否沒擺放物品？
□是否移除樓梯轉角處與樓梯間，會妨礙通行的危險物品？
□在上下樓梯時，是否穿著不易滑的室內鞋或襪子？

※ 資料來源：日本消費者廳公布的「請注意！關於日常生活中老年人跌倒．摔倒問題，大家都應知道的老年人意外預防方針①」

造成跌倒的關鍵②

從椅子上站起身時

從椅子上站起身時，整個身體很容易失去平衡，所以起身時一定要慎重再慎重。

尤其是**旋轉椅**，在扶著旋轉椅的靠枕或扶手站起身時，特別**容易失去平衡，因此非常不建議老年人使用**。

另外，想要拿取放在壁櫃或五斗櫃上等較高處的物品，或是替換天花板照明燈泡時，雙腳踩在椅子上而非A字梯，因此導致摔倒的意外也頻繁發生。由此可知，**使用椅子取代A字梯是非常危險的行為**。

還有，椅子的扶手很容易會勾到衣服，此時很容易會因重心不穩而跌倒。家中使用的椅子構造與設計，也必須多加留意才行。此外，家裡若是有使用了很久的椅子，也要記得確認椅腳是否已產生鬆動、椅子坐墊表面的布料是否破損易滑等，仔細確認家中經常使用的椅子狀態如何。請大家好好保養椅子，讓椅子維持最佳狀態。

平衡能力會隨著年齡增長而漸漸將低

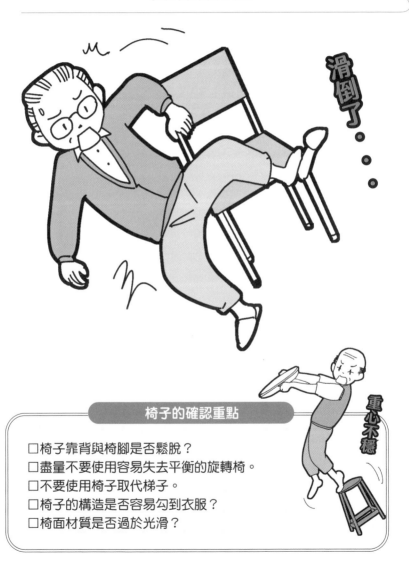

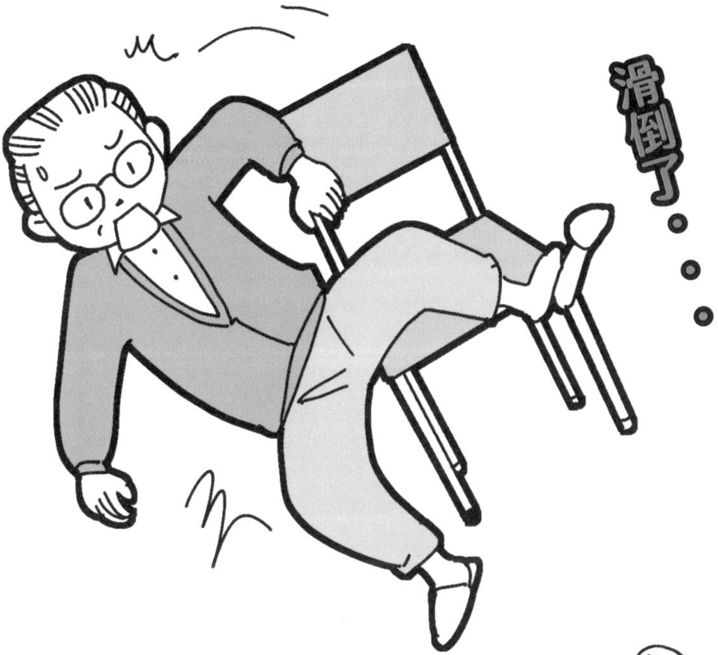

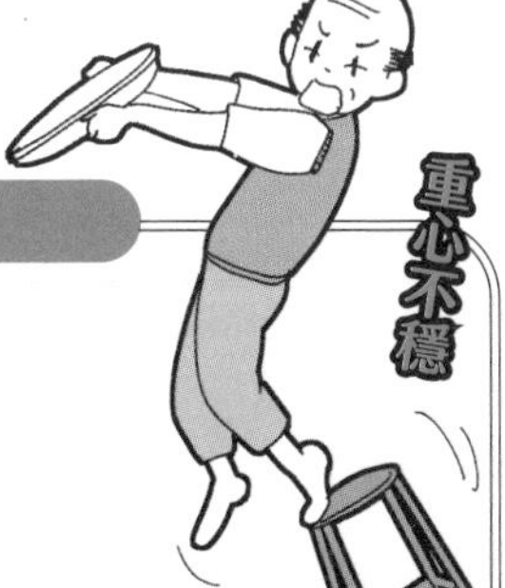

椅子的確認重點

□椅子靠背與椅腳是否鬆脫？
□盡量不要使用容易失去平衡的旋轉椅。
□不要使用椅子取代梯子。
□椅子的構造是否容易勾到衣服？
□椅面材質是否過於光滑？

造成跌倒的關鍵③

從床鋪或地鋪起身時

在家裡最容易發生意外的情景之一，就是半夜醒來時不小心跌倒。因為半夜在昏昏沉沉的狀態下起身，雙腳站立不穩就很容易跌倒。

像是從床上起身時，就可能**從床鋪旁滑倒**；或者床邊沒有護欄或扶手，**一翻身就不小心從床上摔下來**，這樣的意外也並不少見。

即便只是從床上坐起身，若是床的高度過高、雙腳碰不到地板的話，跌倒的可能性也會大增。

另一方面，睡在地鋪的人，也經常傳出**雙腳被棉被絆倒的意外**。若是有關節疼痛困擾的話，相較於睡在地鋪，其實睡在床鋪上，起床時對身體的負擔會比較小。不妨趁這個機會，認真考慮把地鋪換成相對安全的床鋪吧！無論是睡在地鋪或床鋪，都一定要確保睡眠時的安全，避免發生跌倒或摔倒意外。

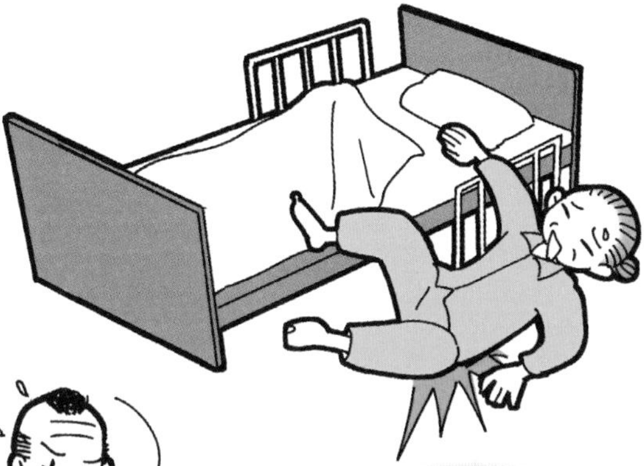

從床鋪上摔倒

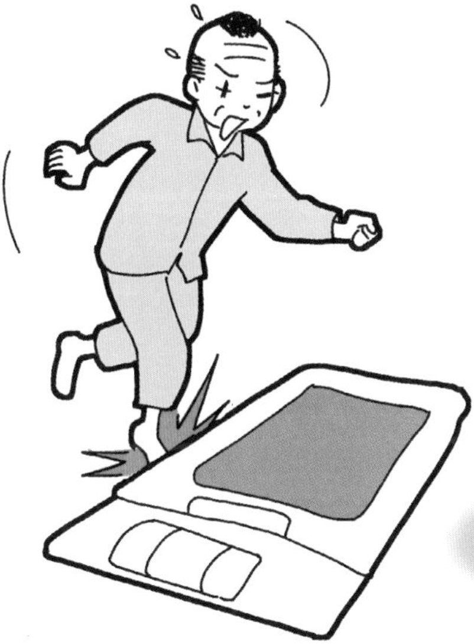

被棉被絆倒

床鋪、地鋪的確認重點

□床鋪的高度是否過高？
□床鋪兩側是否裝設有護欄或扶手？
□地鋪周圍是否有足夠的空間？
（在過於狹窄的地方打地鋪，雙腳很容易被絆倒）
□睡衣與睡袍的下襬是否過長、容易造成絆倒？

造成跌倒的關鍵④

從沙發上起身時、踩到坐墊時

擁有厚實靠墊或是材質屬於光滑的皮革與合成皮、高度過高的沙發，對老年人而言其實非常不穩又危險，很容易會發生滑落的意外。

若是沙發表面的材質過於光滑，從沙發上站起身時，雙手一滑就無法支撐住身體，很容易便會跌倒。

建議大家在選擇沙發時，可特別選用靠枕與扶手設計容易抓握的款式，這麼一來沙發也可以變身為在家裡走路時輔助的工具之一。

若是平時習慣睡地鋪的人，也可以在地鋪周圍設置沙發，在起身時就能扶著沙發來支撐住身體。

另外，**若是地板上有放置坐墊，也是造成跌倒的原因之一**。請養成習慣，在沒有使用坐墊時，將坐墊收拾在房間的角落放好。

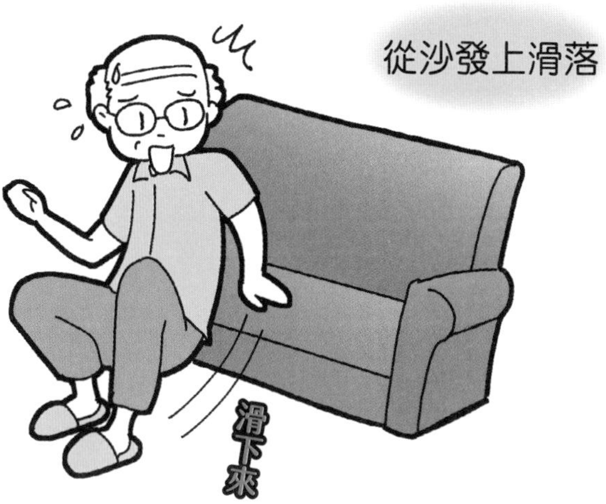
從沙發上滑落
滑下來

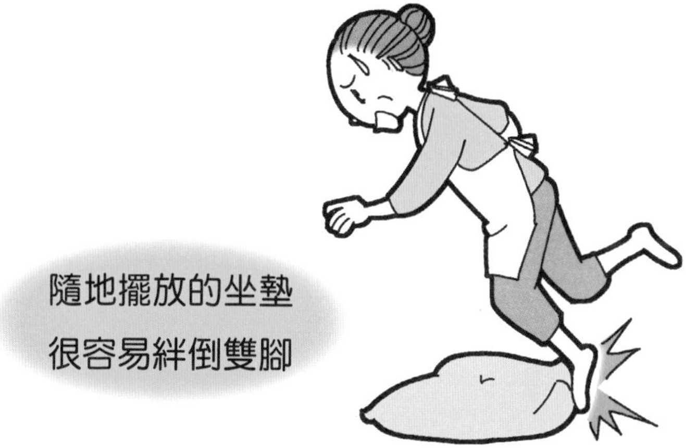
隨地擺放的坐墊
很容易絆倒雙腳

沙發、坐墊的確認重點

□家裡的沙發材質是否為容易滑倒的光滑皮革或合成皮？
□家裡的沙發是否屬於容易不穩的厚實靠墊型沙發？
□坐在沙發上時，雙腳是否能碰到地板？
□家裡的地板上是否隨地擺放坐墊？

造成跌倒的關鍵⑤

在玄關穿鞋時

在老年人的跌倒、摔倒意外中，在自家玄關的高低落差處跌倒而造成髖部骨折、或是在玄關沒有脫好鞋子而跌倒的例子實在屢見不鮮。由此可知，玄關的高低落差很有可能會引起嚴重的意外發生。

玄關的地面大部分都是使用大理石或混凝土等堅硬材質，一旦濕濡就會變得很滑，萬一在玄關跌倒，受傷就會非常嚴重，一定要多加留意。一到下雨天，雨傘與鞋子很容易就會弄濕玄關，此時請立即將玄關的地板擦乾。

在玄關處放一個固定好的板凳或椅子，就能營造出一個更容易穿脫鞋子的環境。此外，也別忘了在玄關設置扶手，便能讓身體獲得足夠的支撐，更順利地跨過玄關與地板之間的高低落差。若是玄關處在白天也很昏暗的話，也**請安裝充足的照明設備**，隨時保持明亮的環境，便能預防跌倒意外發生。

在玄關的高低落差處跌倒

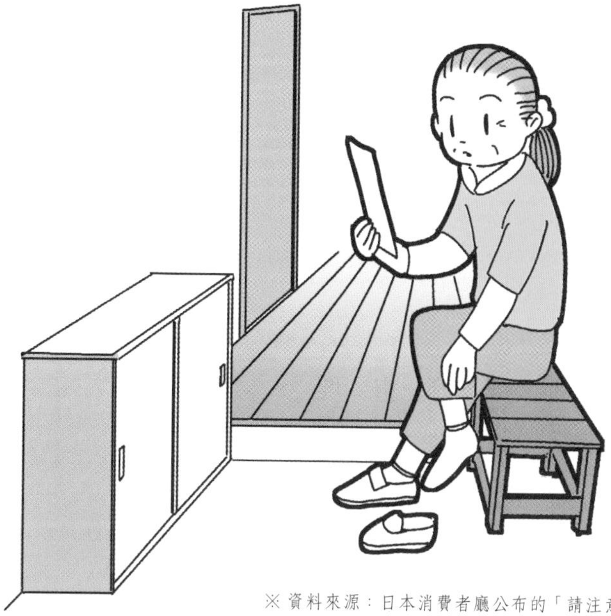

※資料來源：日本消費者廳公布的「請注意！關於日常生活中老年人跌倒、摔倒問題，大家都應知道的老年人意外預防方針①」

玄關的確認重點

□穿脫鞋子的地方是否有設置扶手？
□穿脫鞋子的地方是否有固定好的板凳或椅子？
□從玄關踏進屋內的高低落差處，是否有設置扶手讓人順利跨過？
□玄關的地板是否採用容易滑倒的材質？
□無論白天晚上是否都隨時保持明亮？
□玄關地面是否濕濡？

造成跌倒的關鍵⑥

跨越走廊與房間的高低落差時

走廊與房間的高低落差，雖然僅僅只是幾公分的拉門軌道而已，卻是非常容易造成跌倒的地點之一。一旦抬起腳尖的肌力衰退，就會變得連1～2公分的落差也無法跨越，造成跌倒。

建議大家可參考「消除家中的高低落差（詳見第84頁）」一章節，其中有介紹到可解決高低落差問題的斜坡板。不妨在家中裝設斜坡板之類的措施，事先預防在家中跌倒，才能確保安全。

雖然每間房子的格局都有所不同，不過，**當年齡增長而導致視力衰退時，若要從明亮的房間走到昏暗的走廊，這之間的光線明暗差距也會是一個造成跌倒的重要因素**。建議可在昏暗的走廊加裝感應式照明設備或是夜燈，在照明方面多花點心思，便能預防跌倒。

此外，在走廊穿著拖鞋或室內鞋，也是造成跌倒的原因之一，請多加留意室內鞋的材質是否防滑。

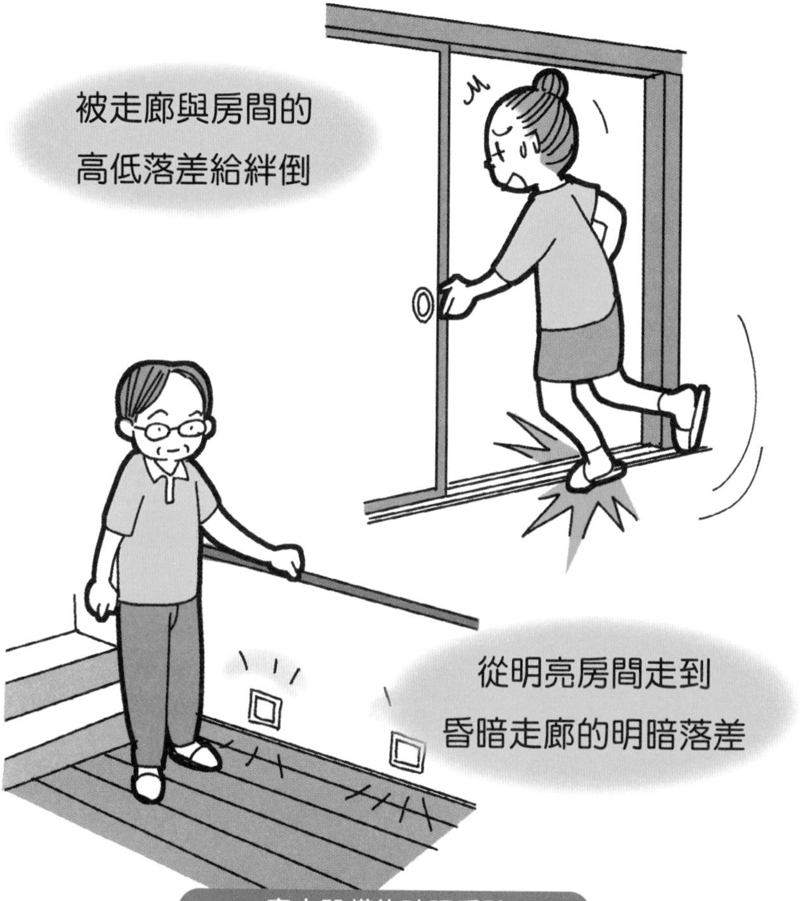
被走廊與房間的
高低落差給絆倒
從明亮房間走到
昏暗走廊的明暗落差

家中設備的確認重點

□走廊的照明設備是否充足？
□在走廊打蠟時是否有多加留意防止滑倒？
□房間與走廊之間的拉門軌道上，是否設有斜坡板？
□從走廊進入房間、或從房間出來到走廊時，旁邊是否有扶手可以支撐身體？

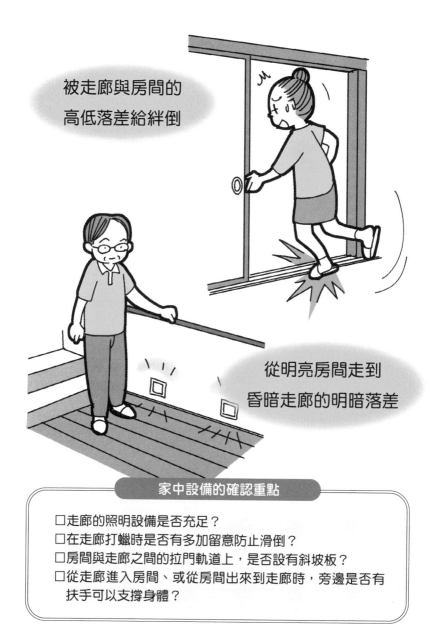

造成跌倒的關鍵⑦

從浴缸內站起身時

由於在浴室中身體很有可能會失去平衡、造成跌倒或滑倒，因此對於老年人而言，浴室也是家中非常危險的地點。

像是雙腿跨越不過浴缸與沖澡處的高低落差、或是跨入浴缸時雙腳站立不穩等，都很有可能會造成跌倒。

根據東京都的「危機調查」中顯示，老年人在浴室中發生意外的案例不勝枚舉，例如在入浴時滑倒，造成頭部強烈撞擊引起腦出血，而需要接受手術治療，或是在浴缸中站立時，因腿部無力而滑倒導致溺水等等。

在浴室中應**配合動線設置扶手，並設置可先坐下再慢慢進入浴缸的淋浴板（Bath Board），或是在浴缸內裝設泡澡椅等用品**，打造出一個不易跌倒的安全沐浴環境吧！

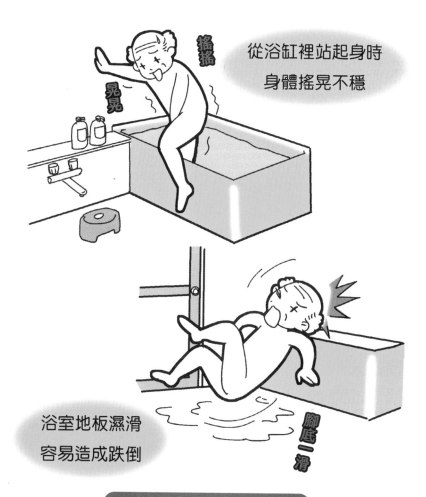

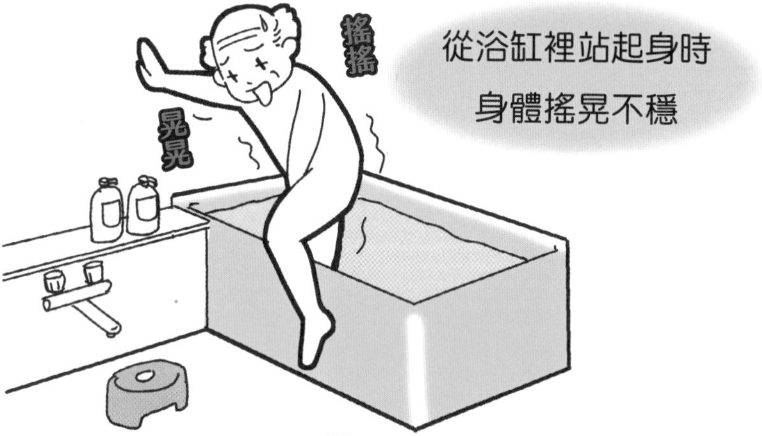

浴室的確認重點

- □是否有配合浴室動線設置扶手？
- □浴缸上是否有設置能先坐下，整個身體再慢慢進入浴缸的沐浴板（Bath Board）？
- □浴室與換衣區域是否有高低落差？
- □浴室地板是否鋪有防滑墊？

造成跌倒的關鍵⑧

散步途中被路上的高低落差絆倒

老年人即便是在家附近再熟悉不過的區域散步，途中也可能**被毫不起眼、一點點的高低落差給絆倒**，因此千萬要多留意。

舉例來說，人行道上隨處都有的人孔蓋、店面與水溝之間的高低落差、因鋪路施工而產生的凹凸不平與洞穴、些微的傾斜、建築物施工時外層覆蓋的帆布等，這些各式各樣的高低落差與障礙物，都會讓雙腳站立不穩而跌倒。

更危險的是，每天下雨或下雪的日子，路上就會變得又濕又滑，很容易造成跌倒，一定要更加留意才行。

此外，在人來人往的人行道上，時常會有突然迎面而來的腳踏車與行人，為了閃避這些突如其來的人車，老年人特別容易因為一時沒注意到道路的高低落差而跌倒、甚至導致骨折，這樣的案例層出不窮。平常走路時一定要更注意周遭的情形才行。

因人行道側邊的水溝與傾斜、人孔蓋的高低落差而不慎跌倒

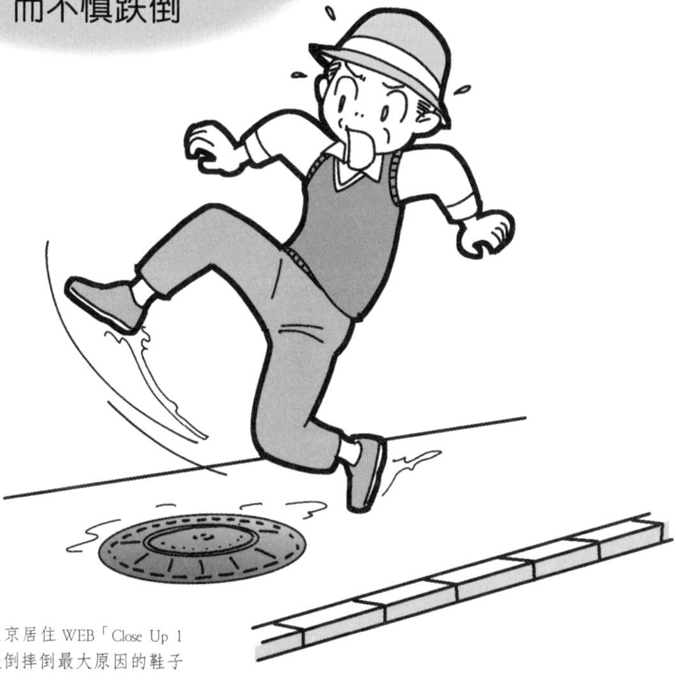

※ 資料來源：東京居住 WEB「Close Up 1 造成老年人跌倒摔倒最大原因的鞋子與腳踏車等」

散步途徑的確認重點

- □人行道上是否凹凸不平？
- □人行道與旁邊的水溝是否傾斜或有高低落差？
- □路面上是否有人孔蓋？
- □人行道上是否有招牌或電線桿？
- □路面上是否因雨水或施工等原因而濕滑難行？
- □路上是否經常出現腳踏車？

造成跌倒的關鍵⑨

外出時被建築物構造或電扶梯絆倒

老年人在外出時，也經常因商店的入口地面濕滑與高低落差而造成跌倒。像是斜坡、地毯邊緣、商品包裝與墜落物品等，外面比家裡有更多會造成危險的物品，走路時一定要多觀察周遭，注意避免跌倒。

尤其是在購物時，大家的全副精神都放在商品上，往往導致沒有注意到腳邊或周遭的障礙物。

此外，像是在搭乘百貨公司內的手扶梯時，因為手扶梯一直在動，很容易造成身體失去平衡，也很不容易配合周遭旁人迅速的動作。近年來，**老年人在手扶梯上發生的跌倒意外頻傳**，請大家記住，千萬不要在手扶梯上行走，搭乘時一定要握緊扶手、站穩踏階。若是雙手都拿著物品，則請改搭電梯。

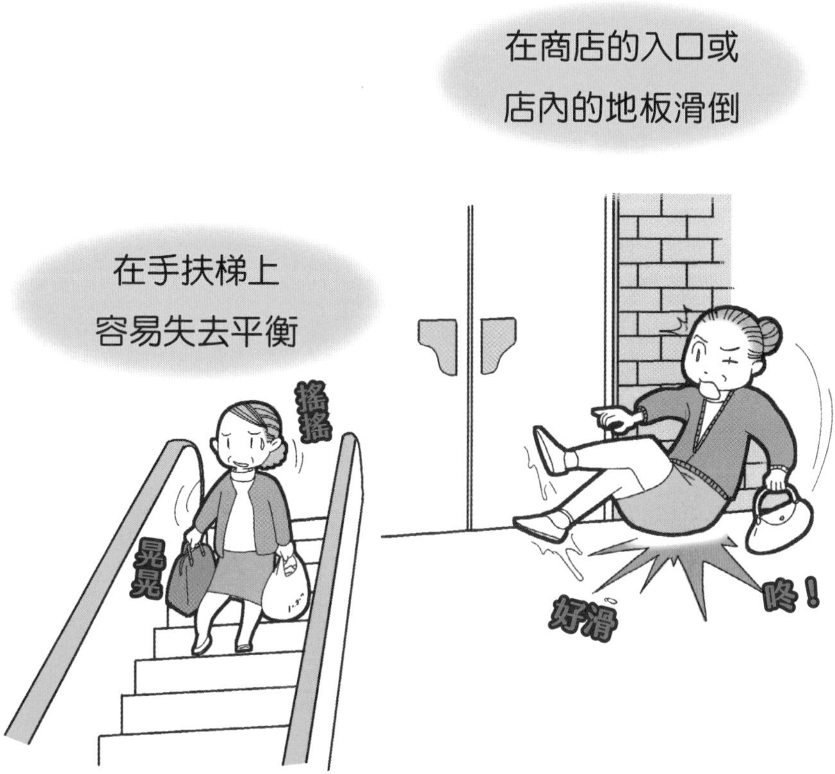
在商店的入口或
店內的地板滑倒
在手扶梯上
容易失去平衡
搖搖
晃晃
好滑
咚！

※ 資料來源：日本消費者廳公布的「老年人的跌倒．摔倒意外是在這些地方發生」

商店與手扶梯的確認重點

- □入口與店內地板是否容易滑倒？
- □入口與店內是否有高低落差與障礙物？
- □店內的斜坡是否容易滑倒？
- □走路時是否會被入口的地毯絆倒？
- □陳列架與廣告標語是否會造成通行時的阻礙？
- □搭乘手扶梯時，是否有緊握扶手？
- □在手扶梯上是否有站穩踏階（不在手扶梯上行走）

這種時候怎麼辦①

跌倒時該怎麼辦呢？

萬一自己或家人不小心跌倒了，千萬不要立刻移動跌倒的人，而是應該呼喊身旁的家人，並掌握受傷的情況如何。

跌倒後必須維持不動，先確認身體狀況如何，像是疼痛的部位與疼痛程度，是否想吐等等。

若是難以判斷需不需要叫救護車的話，可以先聯繫家庭醫師、或定期來家裡訪查的護理師。

萬一有撞擊到頭部，即使沒有外傷或疼痛感，也一定要及早前往醫療機構接受詳細的檢查。因為在老年人的跌倒意外中，跌倒時身體一下子反應不過來，極有可能是由頭部或臉部撞擊到硬物。因此導致硬腦膜下血腫，大腦裡積血。這種狀況下有可能會在幾天後產生麻痺、甚至是失去意識，這樣的案例相當常見。

跌倒了該怎麼辦？

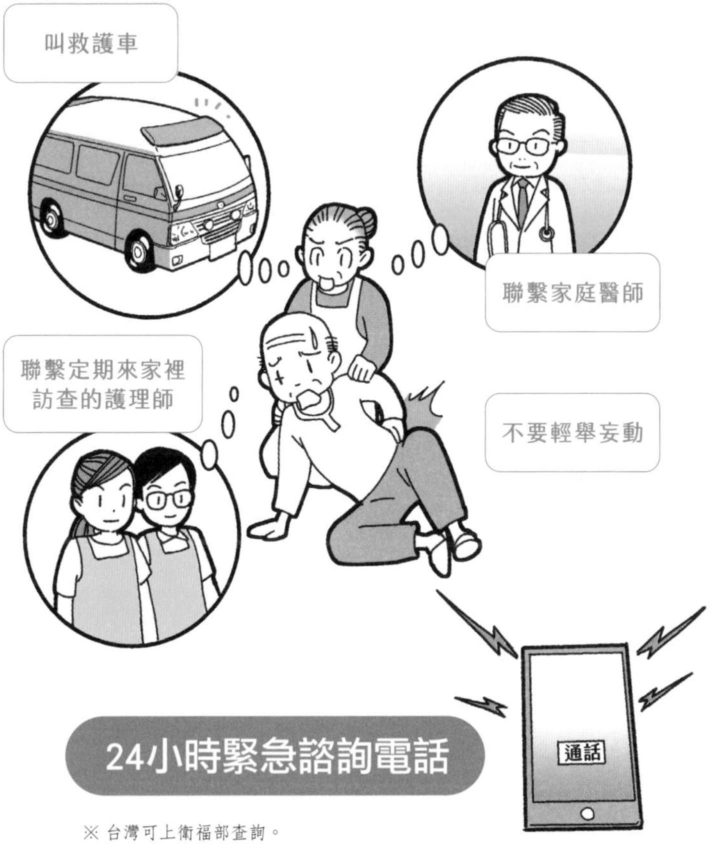

※ 台灣可上衛福部查詢。

商店與手扶梯的確認重點

突然生病或受傷時，若不知道是否該叫救護車、或是該不該去醫院的話，可以撥打全年無休的 24 小時緊急諮詢電話，會有專家提供專業意見。電話與網路皆可洽詢。

這種時候
怎麼辦
②

跌倒後的注意事項

當老年人跌倒後，最可怕的就是會造成好幾個月無法走路的大腿骨骨折、以及會造成生命危險的硬腦膜下血腫。無論是哪一種，都務必要立即前往醫療機構接受治療。

因骨質疏鬆症而變得越來越脆弱的骨骼，不管是怎麼跌倒都很容易導致骨折。**年輕人較少發生髖部骨折，但骨骼脆弱的老年人卻非常容易發生**。光是從椅子上站起身、臀部向後跌坐、或是從床上滑落，這些年輕人難以想像的簡單動作，卻有許多老年人是因為這些原因而造成髖部骨折。

若能及早接受診斷、治療與手術，並認真復健的話，即使是髖部骨折，依然可以重新走路。

不過，最重要的還是預防跌倒，不要讓自己有機會陷入站立不穩的處境中。

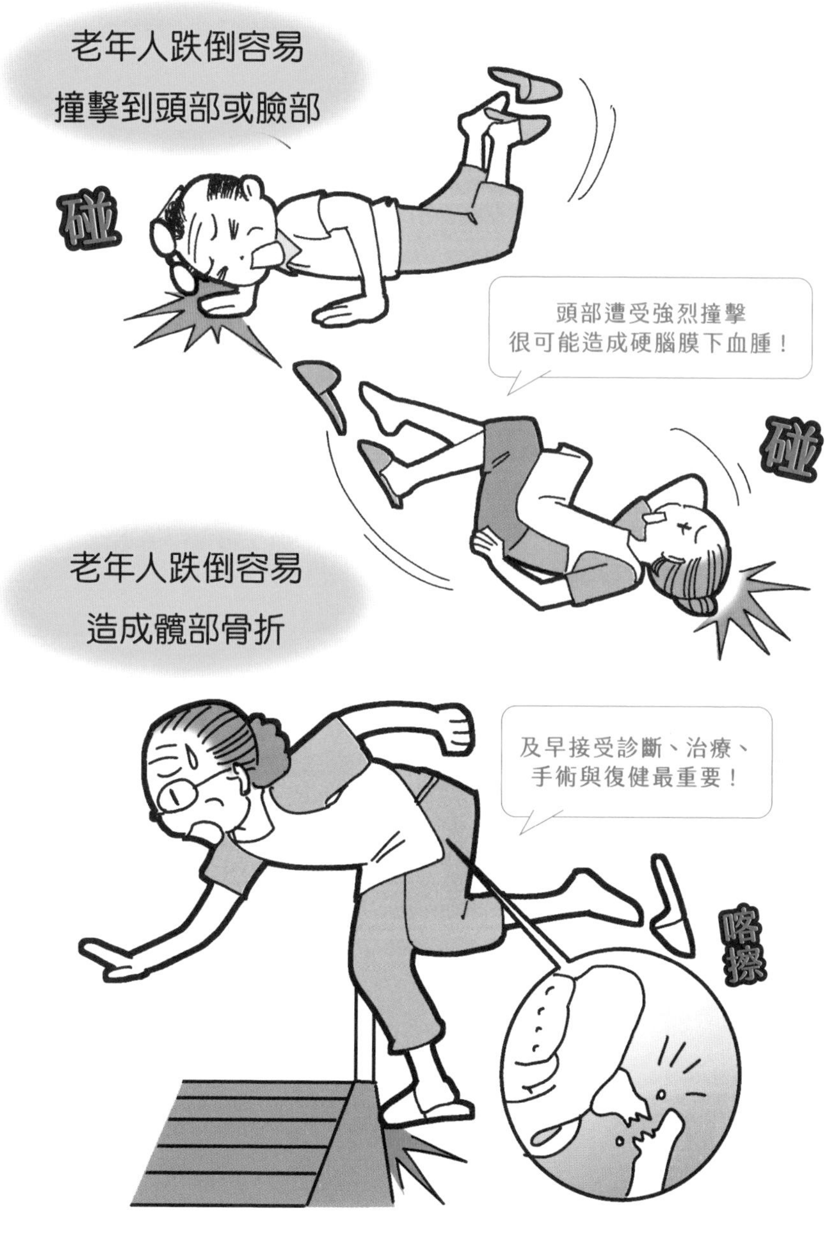
老年人跌倒容易
撞擊到頭部或臉部
碰
頭部遭受強烈撞擊
很可能造成硬腦膜下血腫！
碰
老年人跌倒容易
造成髖部骨折
及早接受診斷、治療、
手術與復健最重要！
喀擦

預防跌倒的方法①

留意家中環境整理與電線位置

老年人發生跌倒意外的場所大部分都是在家中，為了避免雙腳站立不穩而跌倒，最**重要的就是整頓出一個不易跌倒的安全環境。只要靠自己與家人用心規劃、改善家中環境，就是防止跌倒的最佳辦法。**

踩到地上的報紙滑倒、雙腳被電暖桌的電線絆倒等，都是引起老年人跌倒的常見原因。好好整理屋內環境，並規劃好電線與家具的配置，避免因為電線或家具而絆倒，把家裡環境整頓好，就能成功預防跌倒。

平時在一個環境中生活久了，其實很難察覺出家中的危險性。不妨請別人到家裡審視環境，幫忙指出有哪些地方比較危險，或是四處看看有沒有容易引起跌倒的危機場所或物品。**別人的「危機體驗」也是能避免發生嚴重跌倒意外、事先防患未然的有用資訊呢！**

家中的危險物品

來檢查看看有那些東西很容易造成跌倒吧！

- □隨意放在地上的報章雜誌
- □地毯
- □地墊
- □坐墊
- □棉被
- □電暖桌等家電的電線
- □手機的充電線
- □家具突起的部分與把手
- □桌腳、椅腳

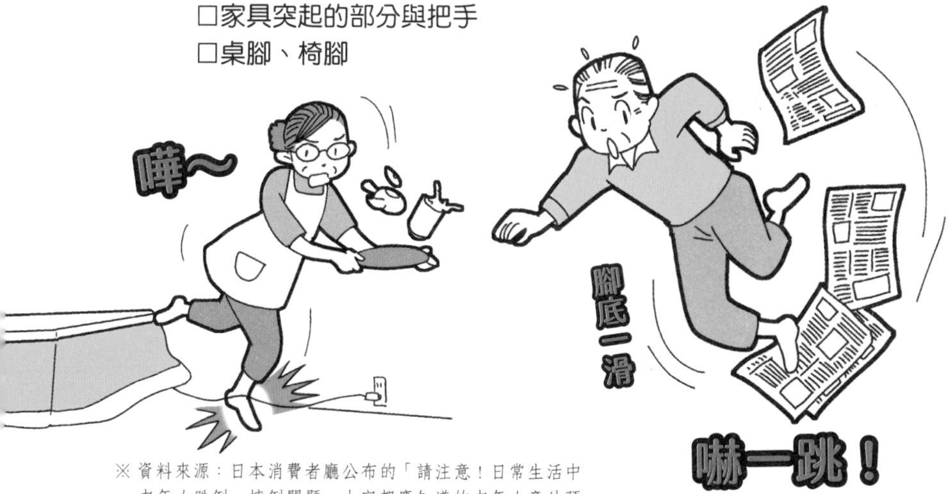

※資料來源：日本消費者廳公布的「請注意！日常生活中老年人跌倒．摔倒問題，大家都應知道的老年人意外預防方針①」

什麼是危機體驗？

危機體驗的意思就是雖然還不到非常嚴重的程度，但曾經有快要跌倒、差點要跌倒的經歷。想要預防意外發生、並提出解決辦法，這些經歷就是相當重要的參考資訊。

預防跌倒的方法②

在家中裝設扶手

像是樓梯與玄關等會有急遽高低落差的地方，**需要有東西幫助支撐身體，請在恰當的位置裝設扶手，防止跌倒意外發生。**

扶手主要分為下列兩種。

一種是可以配合手部移動的「扶手」，另一種則是在起身坐下時，可以緊緊握住的「安全抓桿」。

「扶手」應設置在樓梯等處，而「安全抓桿」則應安裝於廁所與浴室等，必須依照用途來決定設置的位置。

無論是哪一種扶手，都應依照使用者的身高、身體狀態、腰骨高度、慣用手等，決定扶手設置的位置與形狀。而扶手裝設的位置、材質、形狀，都與裝設地點與牆面材質有關，請不要自己隨意裝設，而是要請專家來家中安裝，才能保障安全。

建議應裝設扶手的地方

扶手

樓梯、走廊、大門到玄關附近

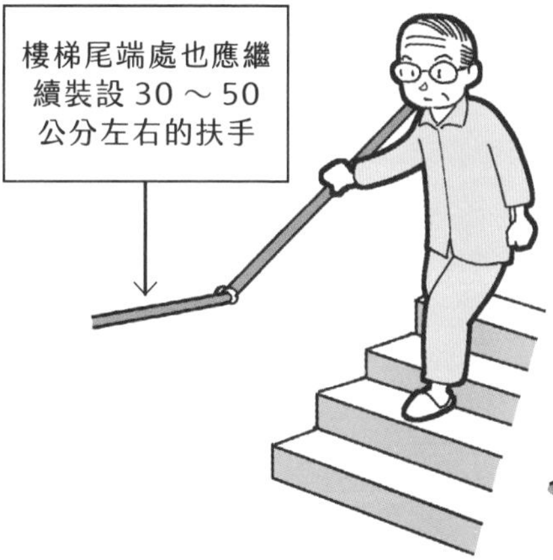
樓梯尾端處也應繼續裝設 30～50 公分左右的扶手

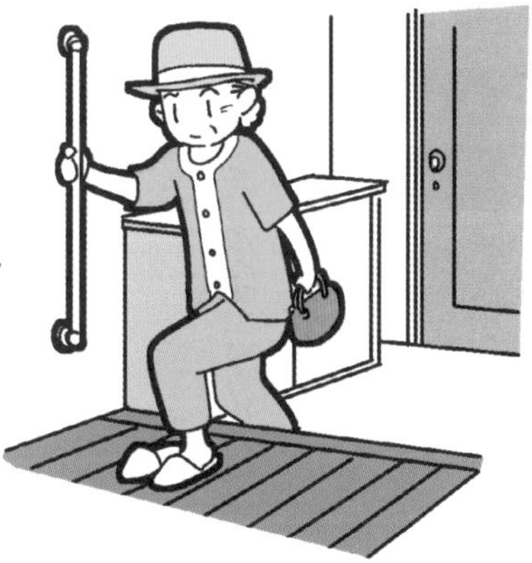

安全抓桿

廁所、浴室、換衣間、玄關等處

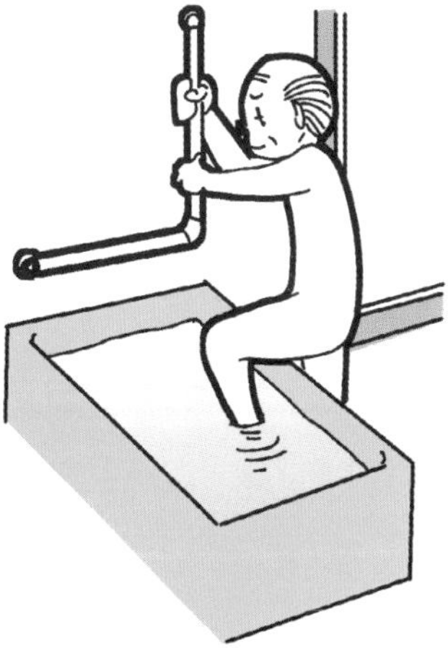

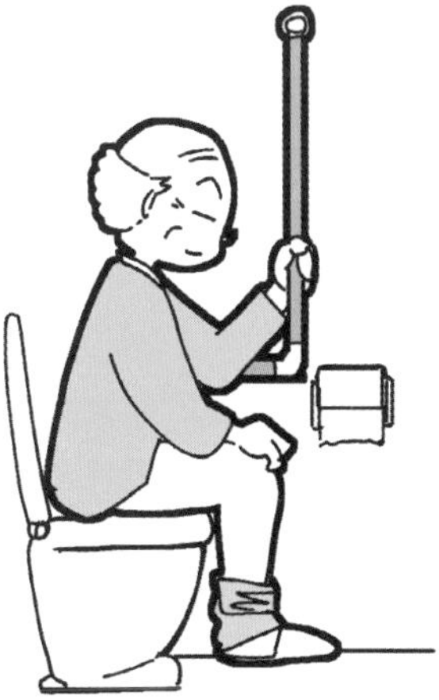

消除家中的高低落差

如同先前提到的跌倒案例，其實仔細環顧家中四周，會發現到處都存在著些微的高低落差。

像是**客廳與餐廳之間的界線**、**和室的門框**、**地板上鋪的地毯**、**鋪在地上的棉被**、**廚房地墊等**，都是容易疏忽的高低落差處。雖然大家可能會覺得：「不至於連地毯跟地板之間的高低落差也會造成跌倒吧？」，但實際上因為地毯側邊捲起來而導致跌倒的例子不勝枚舉。

平常的生活空間可以藉由重新裝潢，解決掉這些高低落差會比較安全，不過，**市面上也有販售專門解決高低落差的斜坡板**，如果是僅有幾公分的高低落差，利用斜坡板也是不錯的方法。此外，地毯等鋪設在地面上的物品，可以在側邊**貼上黏膠固定**在地板上，便能預防邊緣捲起，或是乾脆在整個房間都鋪上地毯，也能預防跌倒意外發生。

家中的這些地方
可能有高低落差

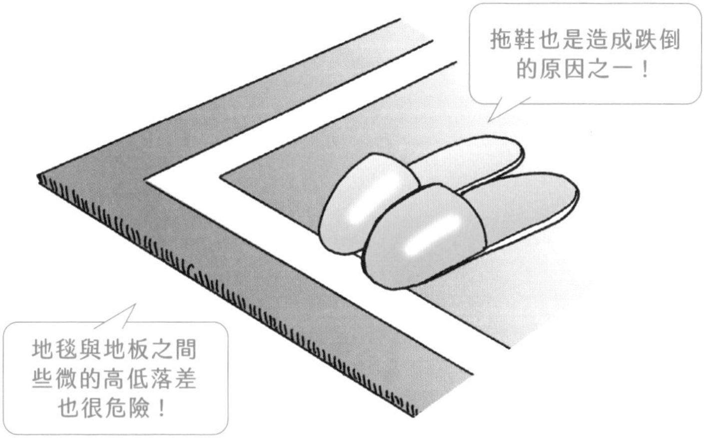

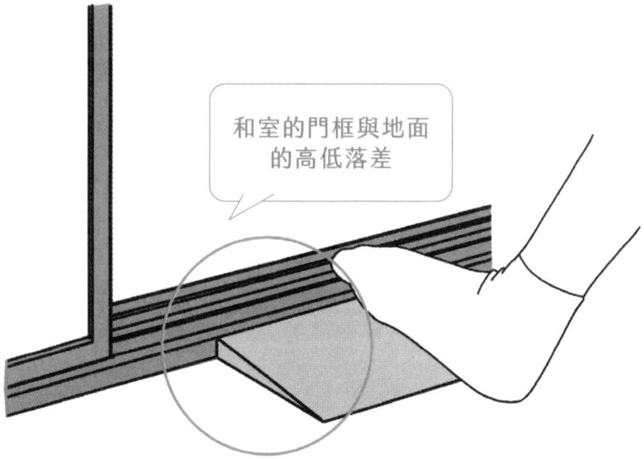

利用斜坡板
消除高低落差

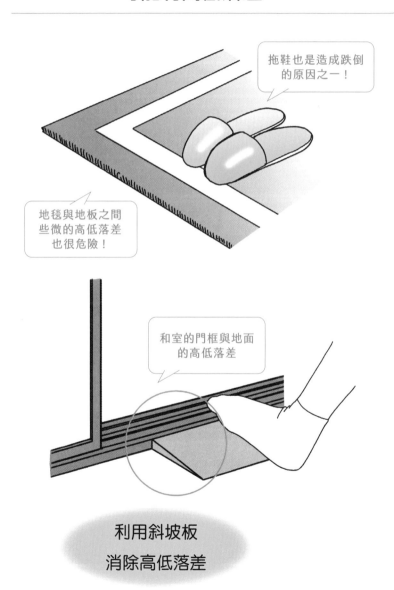

預防跌倒的方法④

穿著不易跌倒的鞋子或襪子

有時候雙腳站立不穩跌倒，問題其實是出在鞋子與襪子。**鞋子的常見問題有過重、不容易穿脫、長時間穿著會造成腳部疼痛、不易行走、腳尖容易絆倒、搭乘交通工具時容易失去平衡等**，若是上述條件有多項符合的話，就代表這雙鞋子並不適合自己。請前往有挑鞋師的鞋履專賣店，諮詢看看該如何選擇安全的鞋子。

另外，**穆勒鞋、拖鞋、懶人鞋、高跟鞋等，也都屬於NG鞋款**。沒有包覆住腳後跟、容易脫落的拖鞋，以及接觸地板面積較少、容易不穩的高跟鞋，都很容易造成跌倒，穿著這類鞋款非常危險。

在家裡也要注意，**不要穿著易滑的襪子、絲襪與室內鞋**，一定要穿的話，請選擇有防滑處理、或採用防滑材質製成的襪子與室內鞋。

為了讓腳趾容易活動，在家裡還是建議大家要盡量把腳趾露出來會比較安全。

外出時

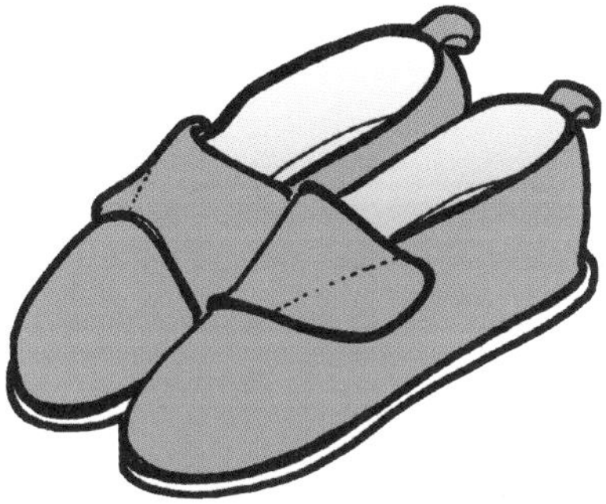

該如何選擇不易跌倒的鞋款？

□材質與構造
應選擇容易穿著、卻不容易脫落的拉鍊或魔鬼氈設計

□腳尖
腳尖部位稍微往上翹的款式

□腳跟
完整包覆腳跟的鞋款

□鞋底
接觸地板面積較大，並採用不易滑倒的材質

容易造成跌倒意外的鞋款

穆勒鞋	拖鞋
懶人鞋	高跟鞋

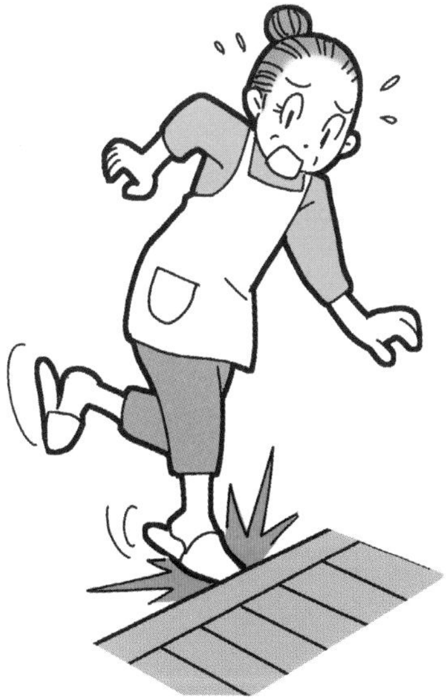

在家中

該如何選擇不易跌倒的襪子、室內鞋

□襪子
底部具有防滑處理的襪子

□室內鞋
接觸地板面積較大，並採用不易滑倒的材質

在家中還是赤腳走路最好！

—專欄—③

時髦穿著也是造成跌倒的原因？

最近女性間似乎流行穿著長裙與寬褲，把自己打扮得時髦一點可以讓生活變得更多采多姿，這點值得肯定，不過若站在預防跌倒的角度來看，這樣的穿著就必須多注意了。尤其是長度到腳踝的長裙與寬褲，裙襬與褲襬很容易會絆倒雙腳、造成跌倒。此外，高跟鞋與拖鞋也很容易讓腳步不穩，跌倒後造成腳踝骨折的例子也時有所聞。在跟上流行的同時，也務必要考量到腳部的安全才好。

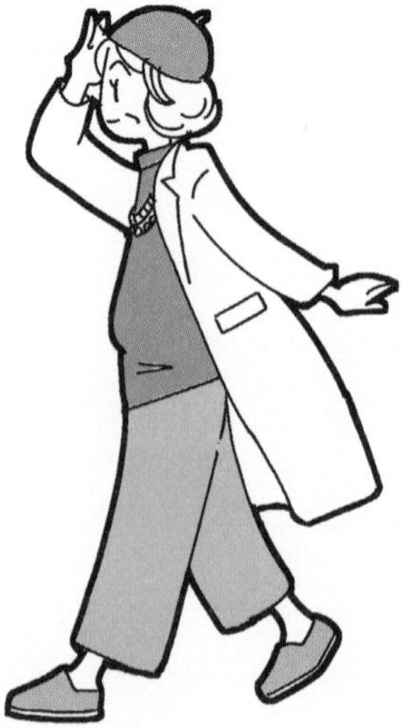

第3章

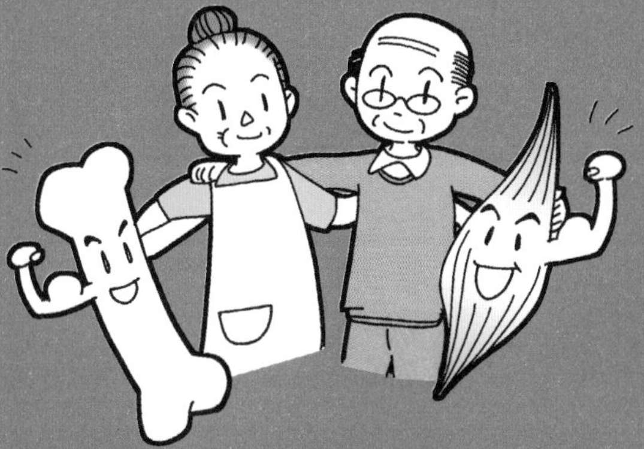

跌倒、骨折的原因，其實在於

「骨骼」與「肌肉」？

雖然跌倒造成骨折的原因往往是多重因素交織而成，不過，最大的關鍵還是在於「骨骼」與「肌肉」的衰退。現在就來思考看看這兩者在人體中扮演的角色吧！

人體中骨骼與肌肉的關聯

人類的身體是由大約200個各式各樣的骨骼所架構而成。

骨骼扮演的角色除了支撐身體、保護大腦與器官之外，還負責製造紅血球與白血球，並儲存鈣質，對人體而言非常重要。

簡而言之，**骨骼是身體的基礎，並身負著宛如生產工廠般的重責大任**。

此外，還有大約500條肌肉包覆著全身約200個骨骼，才能構成整個人體。這些肌肉緊緊附著於骨骼，也就是跟人體動作息息相關的骨骼肌，會隨著骨骼的動作而移動，讓人類可以完成各式各樣的運動。

就如同堅固的建築物是由鋼筋與水泥所組合而成，人體中骨骼與肌肉的關聯也密不可分，這兩者互相合作讓身體產生動作、並牢牢支撐身體。一旦骨骼與肌肉的功能衰退，身體機能也會受到非常大的影響。

主要的骨骼與肌肉

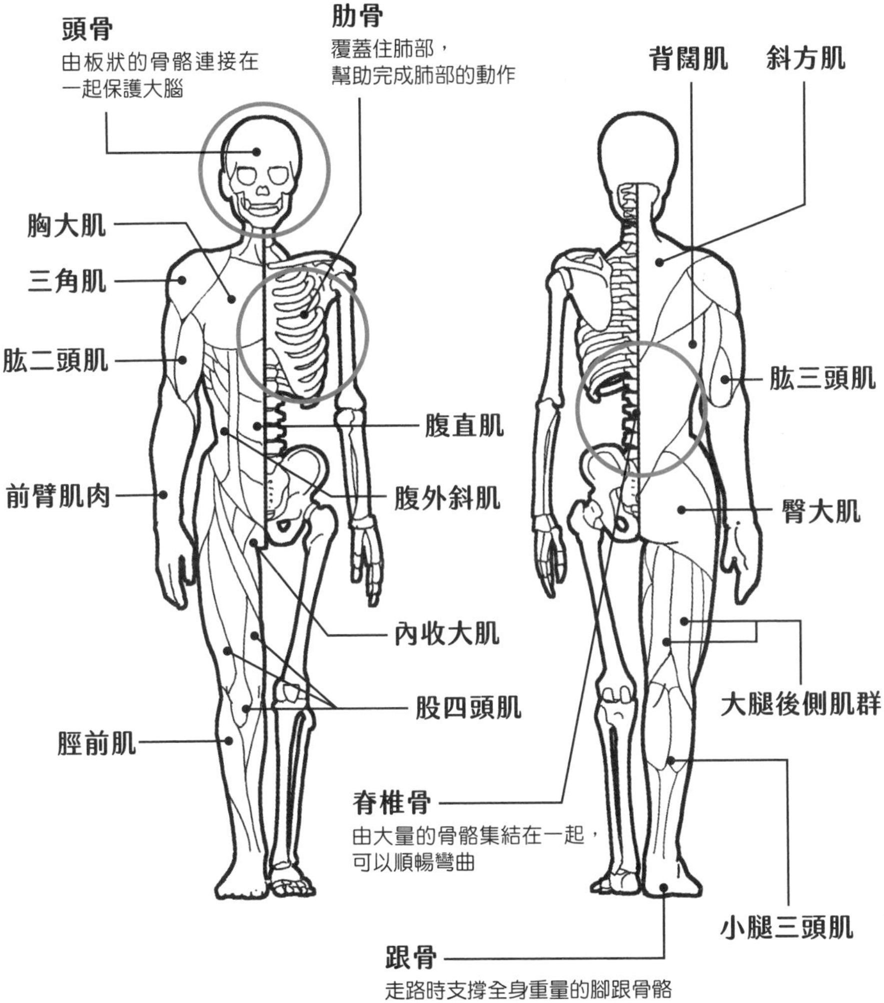

大約 200 個骨骼與 500 條肌肉構成身體！

骨骼扮演著什麼樣的角色呢？

骨骼是由蛋白質、磷酸與鈣質所構成。

一般人通常會誤以為骨骼的功能只有支撐身體而已，但其實骨骼還扮演著更重要的角色。骨骼的功能大致上可分為這4種：**①構成人體基本的骨架來支撐身體、②保護大腦與內臟等重要的器官、③儲存鈣質、④製造血液。**

其中，最重要的就是「④製造血液」了。骨骼堪稱是「血液工廠」，因為在體內負責搬運氧氣與二氧化碳的紅血球、肩負防禦功能的**白血球與淋巴球**等，血液中3種重要的成分都是在骨髓中製造。

此外，「③儲存鈣質」的功能也很重要。因為要讓細胞能夠正常活動，一定要讓血液中的鈣質濃度維持恆定才行。由此可知，骨骼絕對是維持生命不可或缺的重要角色。

骨骼的4種功能

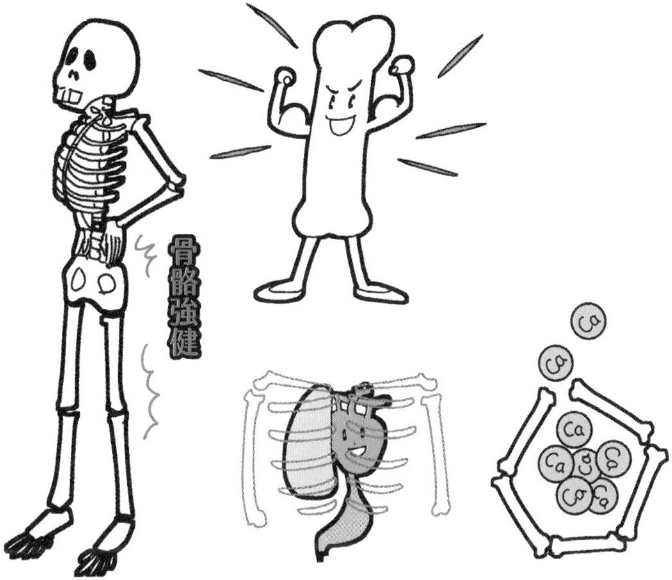

① 支撐身體

② 保護重要的器官

③ 儲存鈣質

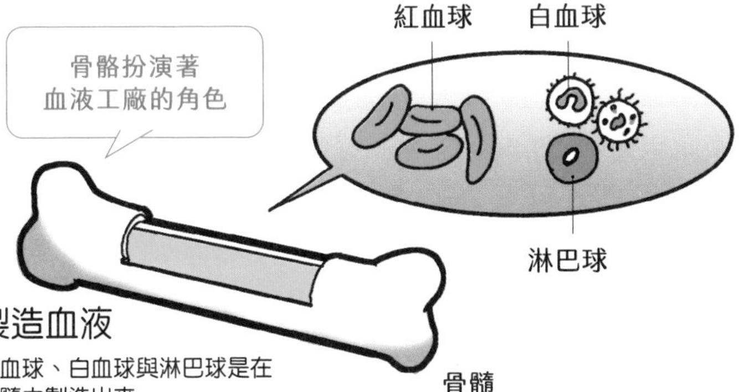

④ 製造血液

紅血球、白血球與淋巴球是在骨髓中製造出來

骨骼成長（新陳代謝）的機制

骨骼中具有能製造新骨的成骨細胞、以及負責破壞老舊骨骼並在血液中釋放出鈣質的破骨細胞，藉由這兩種細胞分工合作進行新陳代謝，才能製造出堅固的骨骼。

剛出生的小嬰兒體內都是柔軟的軟骨，而隨著孩子慢慢長大，這兩種細胞會恰如其分地發揮功用、進行新陳代謝，讓骨骼中的血管漸漸變多，同時鈣質也會逐漸沉澱，長成堅固又紮實的骨骼。

由於在成長期中骨骼的新陳代謝相當發達，因此年輕人的骨骼只要大約5個月就會改頭換面成新的骨骼。

在成長期這段期間必須攝取充足的營養，**讓骨質密度（骨骼的鈣質含量）**增加，這麼一來即使成年後骨質密度漸漸減少，也比較不易發生骨質疏鬆症，依然能維持堅固的骨骼。

骨骼隨時都在重新生長

年輕時的骨骼

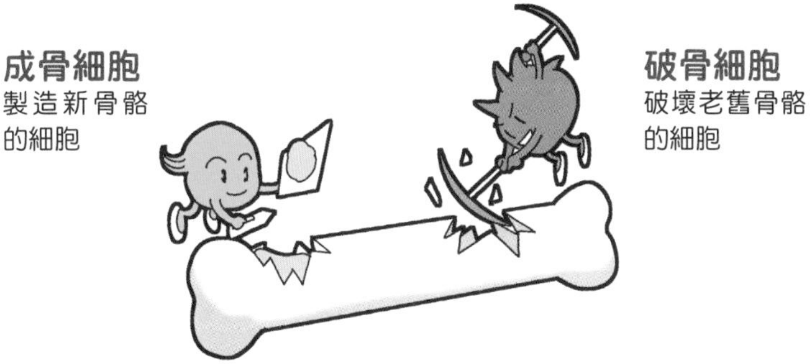
成骨細胞
製造新骨骼的細胞
破骨細胞
破壞老舊骨骼的細胞

藉由這兩種細胞恰當地分工合作
便能促進新陳代謝，製造出骨骼

孩童的骨骼成長時的樣貌

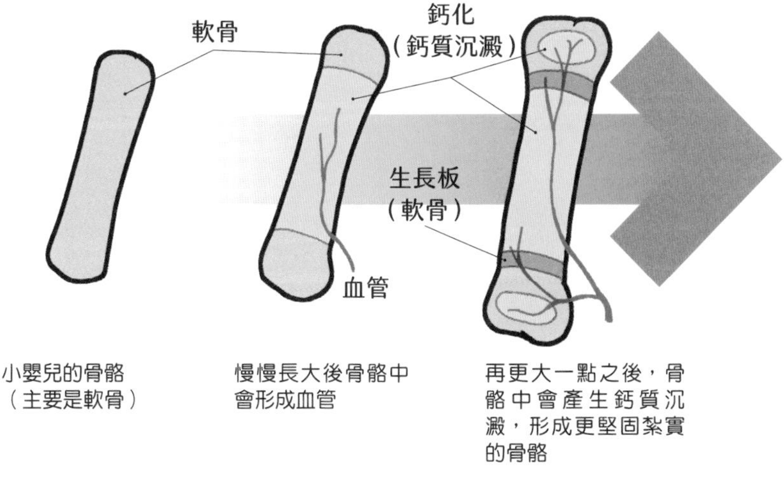

骨骼老化（骨質疏鬆症）的機制

人體在年輕時，藉由成骨細胞與破骨細胞恰當地分工合作，可以持續製造出鈣質含量多的堅固骨骼，**骨質密度在20～30歲左右會到達高峰，但到了45歲之後就會開始逐漸減少。**

這是因為年齡增長後，負責製造骨骼的成骨細胞運作功能變差，**使得負責破壞老舊骨骼的破骨細胞開始占上風。**

由於骨骼內儲存了人體中99％的鈣質，一般認為，為了讓其它細胞也能接收到所需的鈣質，才會讓破骨細胞在運作時占上風。

此外，雖然無分男女都是到了40歲左右骨質密度會開始降低，但特別是女性到了50歲停經後，骨質密度又會急速減少。隨著年齡增加，骨骼也會無聲無息地逐漸衰退，**肉眼看不見的衰退正是骨質疏鬆症最可怕之處。**

隨著年齡增加，就不會再長出新的骨骼了！？

年輕時的骨骼

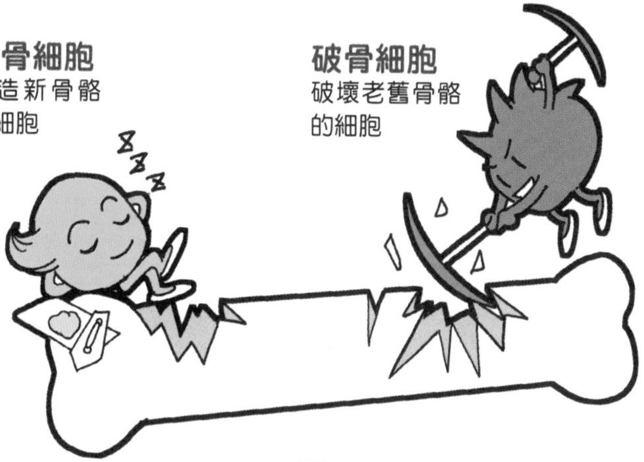
成骨細胞
製造新骨骼的細胞
破骨細胞
破壞老舊骨骼的細胞

當年齡越來越大，負責製造新骨骼的成骨細胞功能會變差，使得破骨細胞逐漸占上風

造成骨質密度下滑的原因！

無聲殺手──骨質疏鬆症

一旦骨質密度下滑，就會導致骨骼變脆弱。若是不特別檢查骨質密度，光靠肉眼是無從得知的，到最後就會在某天突然因為一些小事而跌倒，一下子就骨折了。最重要的就是千萬別錯失了脊椎骨與腰骨發出的骨折徵兆！

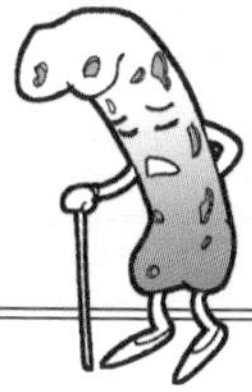

負責製造骨骼的成骨細胞要受到衝擊才能運作

因年齡增長等因素，負責破壞骨骼的破骨細胞會逐漸占上風，讓骨骼退化情形越來越嚴重。

而該怎麼做才能讓負責製造新骨骼的成骨細胞開始運作呢？

在骨骼中含有的**骨細胞**，**擔任著總指揮的角色**，**負責對成骨細胞下達指令**。平時骨細胞都處於休眠的狀態，唯有**受到衝擊時才能接收到刺激**，**對成骨細胞下達「開始製造骨骼」的指令**。

可是，如果平常都過著不走路、不運動等不會對骨骼造成衝擊的生活，骨細胞就會一直處於休眠狀態，無法對成骨細胞下達指令。

也就是說，如果不藉由運動或快走等活動，對骨骼造成衝擊，就無法製造出新的骨骼。

只要受到衝擊，骨細胞會對成骨細胞下達「開始製造骨骼！」的指令

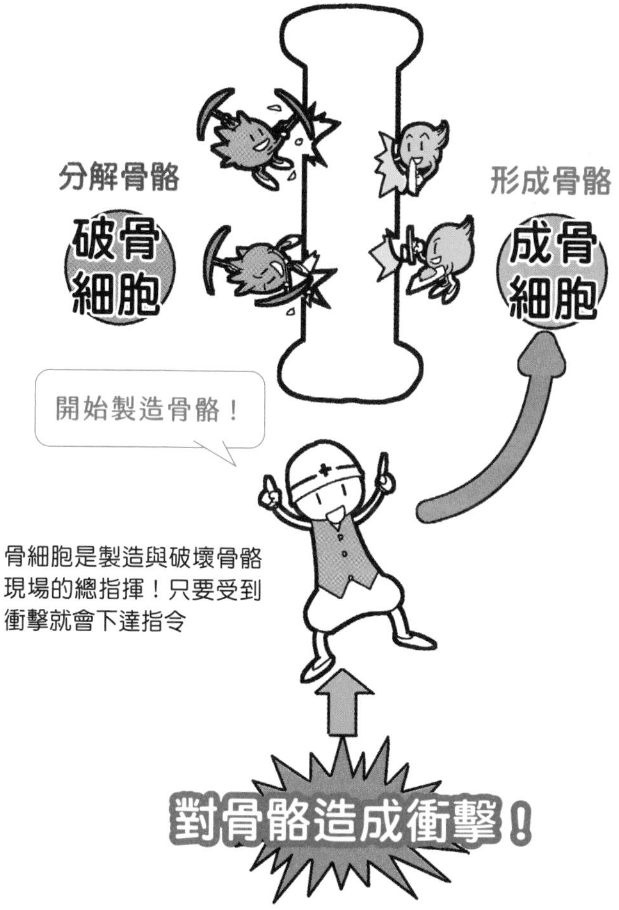
分解骨骼
破骨細胞
形成骨骼
成骨細胞
開始製造骨骼！
骨細胞是製造與破壞骨骼現場的總指揮！只要受到衝擊就會下達指令
對骨骼造成衝擊！

若是完全不對骨骼造成衝擊，過著不走路、不運動、成天坐著的生活，骨細胞就會持續休眠！

與製造骨骼有關的荷爾蒙──骨鈣蛋白

目前已經得知，負責製造新骨骼的**成骨細胞，會分泌出些微的荷爾蒙「骨鈣蛋白」**。哥倫比亞大學的 Gerard Karsenty 博士在2008年發現了「骨鈣蛋白」的新作用。**「骨鈣蛋白」由骨骼中經過血管，傳達至各種內臟器官，可以活化內臟器官的功能。**

舉例來說，骨鈣蛋白不僅可以改善大腦中的認知能力與記憶力，在血液中的骨鈣蛋白更可以發揮軟化血管的作用，預防動脈硬化。

因此，讓成骨細胞頻繁發揮作用，不只是可以製造骨骼而已，還能讓其它內臟器官也跟著活性化。

在接下來的第4章中即將介紹「不跌倒」的運動法，只要勤於練習，就能讓骨鈣蛋白活性化，整個人重返年輕！

與重返年輕息息相關的荷爾蒙——骨鈣蛋白

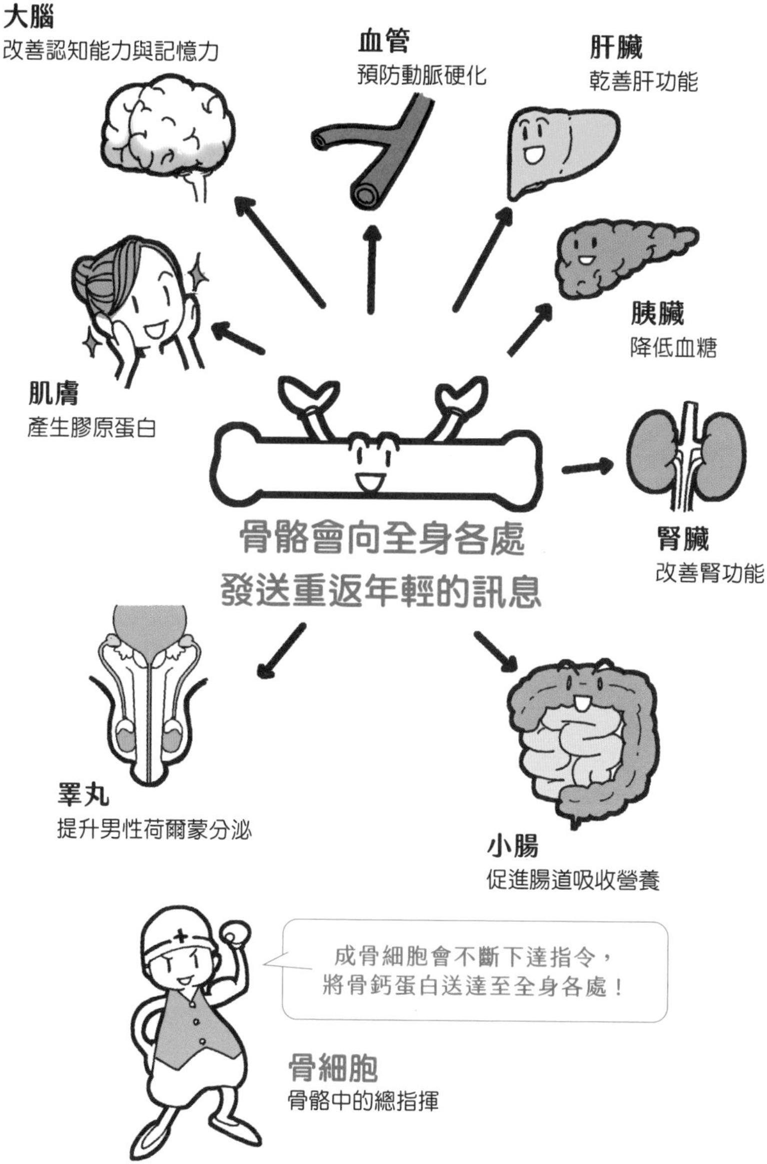

支撐下半身骨骼的肌肉

不只是骨骼衰退會引起跌倒，運動能力下滑也會引起走路不穩、跌倒與骨折。

尤其是老年人最常發生的髖部骨折，就是由於下半身的大腿肌肉衰退所引起。正是因為支撐下半身骨骼的肌肉變少，才會頻繁造成走路不穩與跌倒，最後導致大腿骨骨折。

走路時，大腿正面（股四頭肌）的肌肉會伸展膝關節，大腿背面的肌肉則負責彎曲膝關節，小腿後側的肌肉再帶動雙腿踏出地面，下半身的肌肉就是這樣支撐著步行的一連串動作。

下半身、尤其是大腿的肌肉量，就是健康指標。

負責監修本書的林醫師診療過的患者中，只要是有鍛鍊大腿肌肉的患者，都很長壽又健康。**強壯結實的大腿正可說是「長壽的開關」**。

總而言之，要打造出不易跌倒的下半身，就必須加強鍛鍊下半身的肌肉、尤其是大腿才行！

大腿肌肉是健康指標

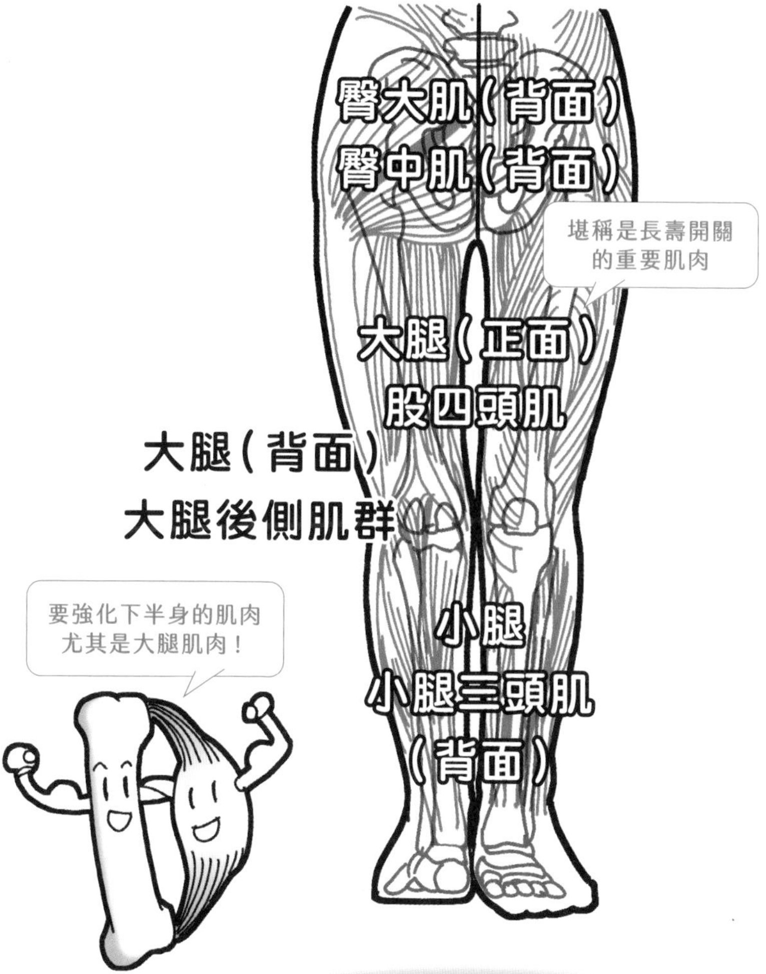

提升大腿的肌肉量
可以預防大腿骨骨折

跌倒會造成傷害的部位

走路不穩與跌倒可能造成的傷勢，主要是撞傷、擦傷、割傷、扭傷、脫臼、手指挫傷等。不過，隨著年齡增長，骨骼與肌肉的功能越來越衰退後，只不過是一點點不穩就會造成跌倒、臀部向後跌坐、滑倒等意外，或是需要住院動手術的嚴重骨折或重大傷勢。因為這樣而導致往後人生產生劇烈改變的也大有人在。

患有骨質疏鬆症的老年人，容易骨折的部位有**大腿根部的髖部骨折**、脊椎骨的**脊椎壓迫性骨折**、手臂根部的**肱骨幹骨折**、以及手腕的**橈骨遠端骨折**這4種。

此外，老年人很容易以頭部朝下的姿勢跌倒，當頭部受到強烈撞擊，也有發生**硬腦膜下血腫**之虞。

由此可知，平時必須多加鍛鍊骨骼與肌肉，只要不跌倒，就不會造成骨折或受傷。因此，鍛鍊腿部與腰部就顯得更重要了！

跌倒經常引起的骨折與傷勢

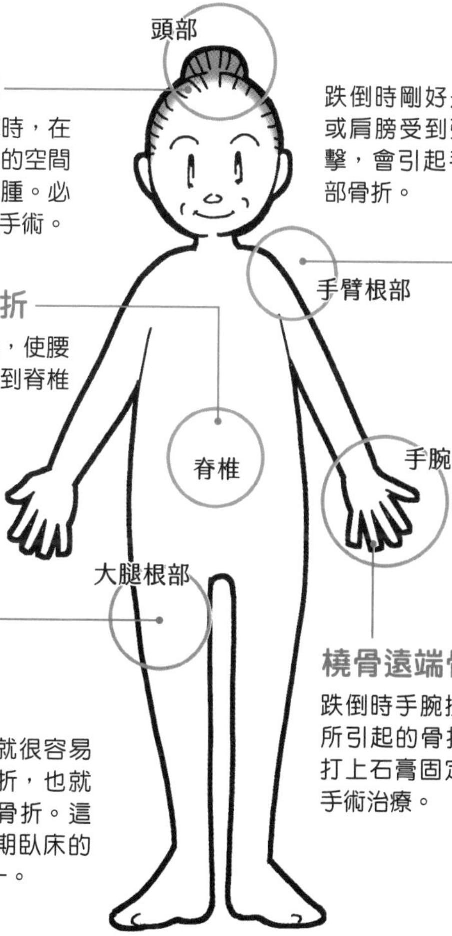

硬腦膜下血腫

頭部受到強烈撞擊時，在大腦與硬腦膜之間的空間堆積血液、產生血腫。必須立即接受檢查與手術。

肱骨幹骨折

跌倒時剛好是手臂或肩膀受到強力撞擊，會引起手臂根部骨折。

脊椎壓迫性骨折

由於臀部向後跌坐，使腰部負擔增加，壓迫到脊椎而造成骨折。

橈骨遠端骨折

跌倒時手腕撞擊地面所引起的骨折。需要打上石膏固定或接受手術治療。

髖部骨折

只要一跌倒就很容易引起髖部骨折，也就是大腿根部骨折。這也是造成長期臥床的常見原因之一。

撞傷、擦傷、割傷、扭傷、脫臼、手指挫傷

走路不穩所引起的跌倒
會演變成嚴重的骨折與傷勢！

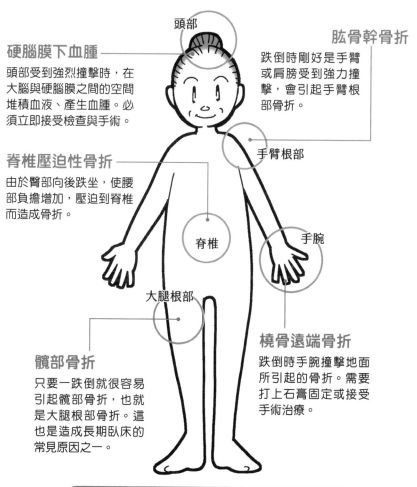

—專欄—④

沒有用到的肌肉很快就會變成脂肪！

人類的身體非常神奇，無論是內臟也好、肌肉也好，只要一不使用就會漸漸退化。長期臥床的患者通常都要花上很長的時間才能恢復體力，這是因為臥床期間沒有使用到肌肉，身體就不會製造出新的肌肉細胞，不僅如此，原有的肌肉細胞還會轉變為囤積脂肪的細胞！

下一章要介紹的「不跌倒」運動法，對於防止脂肪細胞增加也很有幫助，請大家每天都務必要持續使用到肌肉喔！

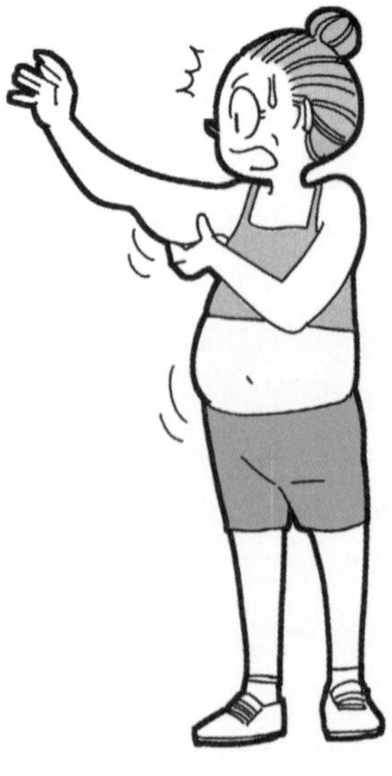

第4章

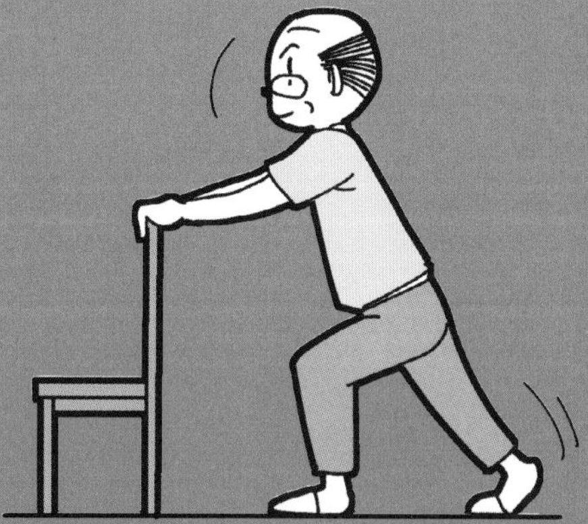

請你跟我這樣做！
養肌保骨

「不跌倒」的運動法

為了鍛鍊出「不跌倒」的肌肉，
在此介紹每天只要花一點點時間
就能完成的 4 個足部與腰部運動
& Draw-in 腹部呼吸法。
從現在起就立刻開始練習吧！

鍛鍊小腿肌肉

小腿肌肉能改善全身的血流，因此又被稱為「第二個心臟」。

若能藉由運動來鍛鍊小腿肌肉，就能讓小腿彷彿成為強力的心臟，使全身的血液與淋巴液流動得更順暢，提升血液循環，全身各部位的器官也都能變得更有活力。

小腿肌肉若是呈現具有張力的橢圓形，就代表肌肉的狀態非常健康。反之，若是小腿纖細、肌肉孱弱的老年人，小腿肌肉會比外表顯得更衰老、沒有彈性。這樣的狀態下，血液與淋巴液的流動也會變得遲滯。

而肌肉與身心靈皆衰弱不堪的老年衰弱症（Frailty）（詳見第34頁），原因之一就是**全身肌肉量下滑——也就是所謂的肌少症**。一旦因肌少症造成肌肉量與體力流失，就容易引起跌倒、骨折，陷入惡性循環。因此請大家一定要好好鍛練小腿肌肉，阻斷惡性循環。

小腿的肌肉

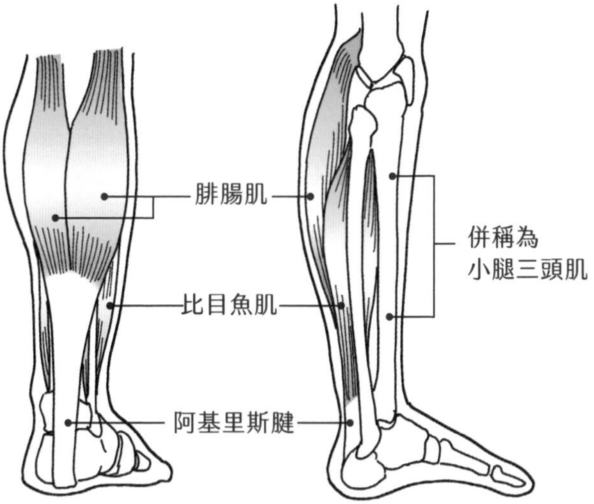
腓腸肌
比目魚肌
阿基里斯腱
併稱為
小腿三頭肌

何謂肌少症？

因年齡增長或疾病而導致全身肌肉量減少的現象。

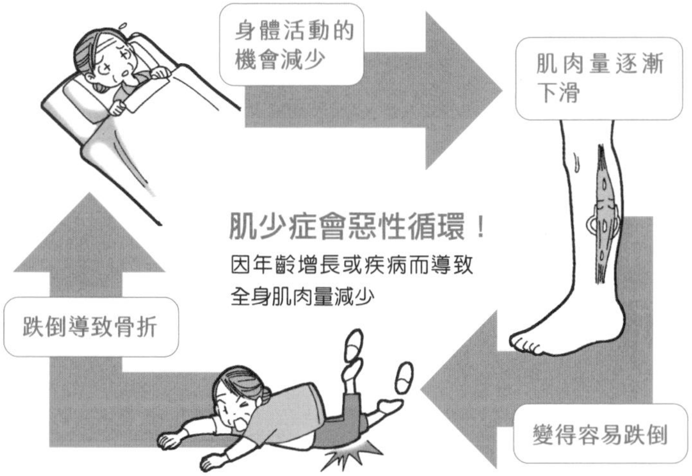
身體活動的
機會減少
肌肉量逐漸
下滑
變得容易跌倒
跌倒導致骨折
肌少症會惡性循環！
因年齡增長或疾病而導致
全身肌肉量減少

鍛鍊方法① 重重放下腳跟

每一組5次
一天1～3回

對小腿肌肉與骨骼很有效！

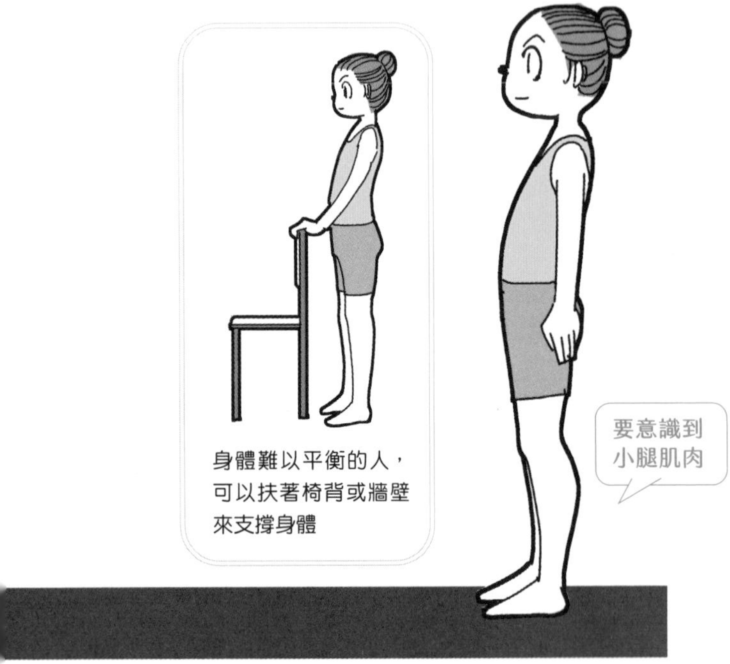
身體難以平衡的人，
可以扶著椅背或牆壁
來支撐身體
要意識到
小腿肌肉

① 從椅子上站起身

挺直背脊，雙腳打開與肩同寬

這個運動可以刺激到小腿肌肉與骨細胞。藉由上上下下來回抬動腳跟，就可以鍛鍊到小腿肌肉。

注意

若是膝蓋、腰部疼痛的人，要慢慢放下腳跟

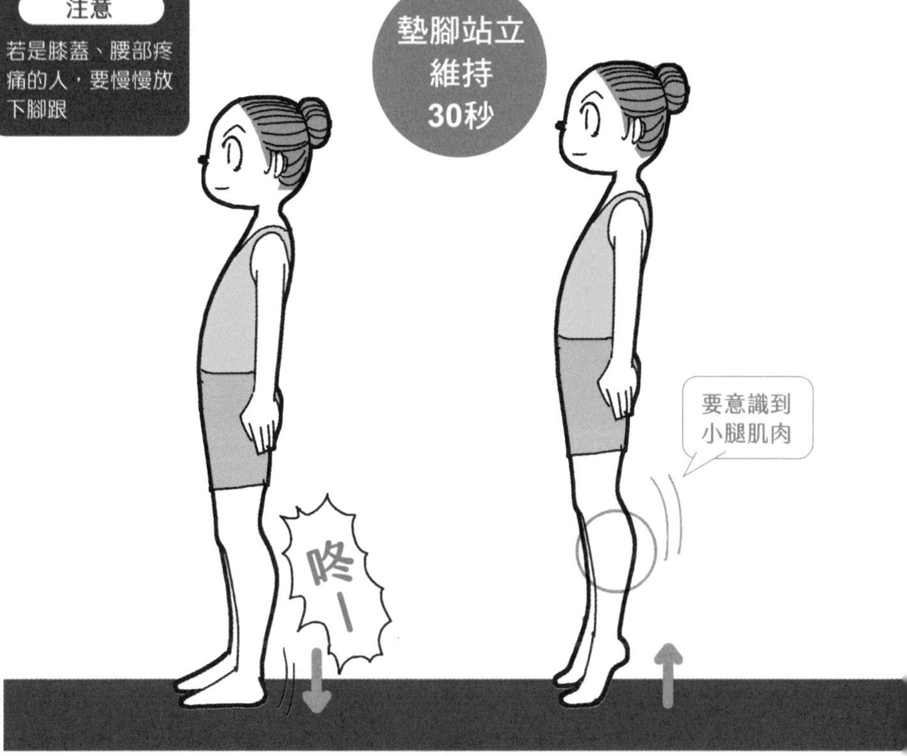

② 墊腳站立並伸直背部

墊腳站立的姿勢維持 30 秒
一邊吐氣、一邊慢慢地花 5 秒鐘的時間提起腳跟

③ 發出「咚」的一聲用力放下腳跟

慢慢且要用力放下腳跟，
發出「咚」的一聲

這就是關鍵

發出「咚」的一聲用力放下腳跟，帶給骨骼強力衝擊，就能帶來活化骨細胞的效果（詳見第 98 頁）。

鍛鍊腰部

從背後到腰間的肌肉，負責做出彎腰、後仰、轉體等動作。這些對骨骼與肌肉衰退的老年人而言，其實是很困難的動作，也是在跌倒時很容易發生骨折的部位。

一旦腰部肌肉衰退，也容易引起腰痛，當我們感到疼痛時，就會變得更不想走路或運動，如此便陷入了惡性循環。

可是，其實**只要好好鍛練髖骨周圍的肌肉，讓結實的肌肉保護、包圍著髖骨，就能減緩腰痛、同時還能預防因跌倒而造成骨折。**

若能給予髖骨適度的負擔，便能開始製造出新的骨骼。

希望大家每天都能持續進行腿部及腰部的運動，一點一滴鍛鍊腰部周圍大範圍的肌肉，還可以加強整個身體的平衡能力喔！

腰部周圍的肌肉

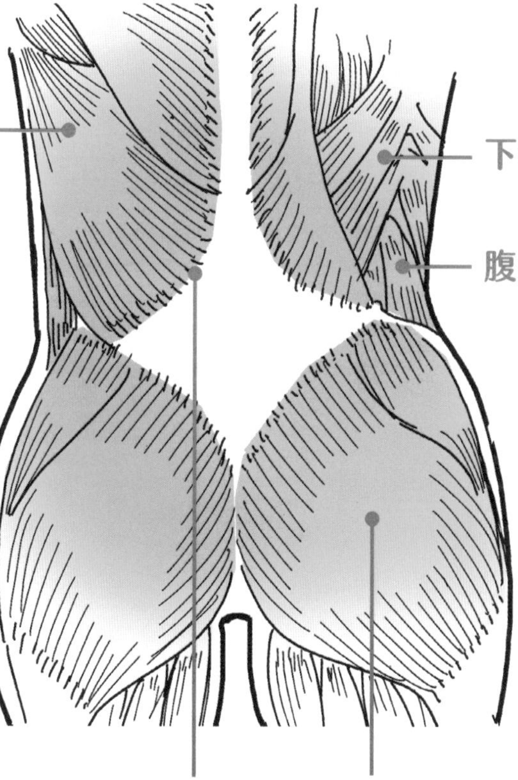

透過鍛鍊腰部肌肉
讓彎腰、後仰、轉體等動作
做起來更容易

鍛鍊方法②慢慢抬起後腿

對腰部肌肉很有效！

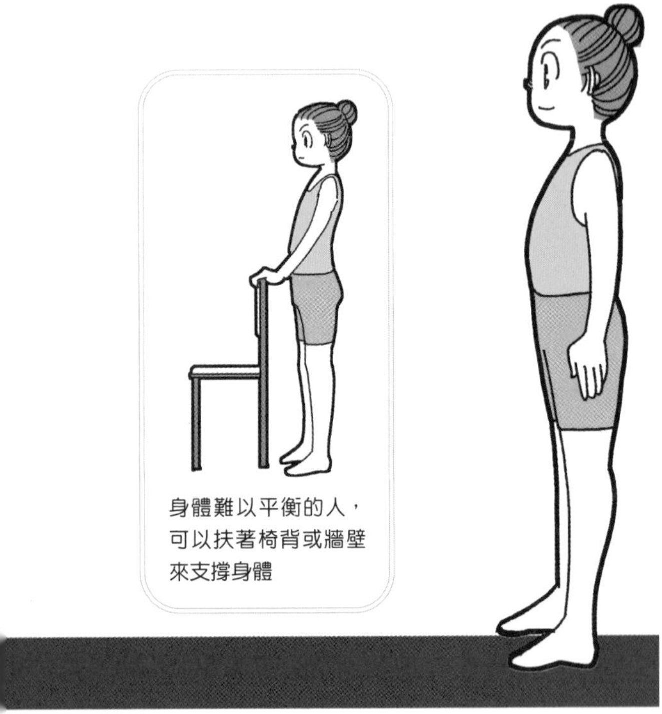
身體難以平衡的人，
可以扶著椅背或牆壁
來支撐身體

**① 雙腳打開與肩同寬
筆直站立**

**每一組5次
一天1～3回**

這個運動可以鍛鍊到背部、臀部與腰部周圍的大範圍肌肉。讓人筆直地伸展背部與腿部肌肉。

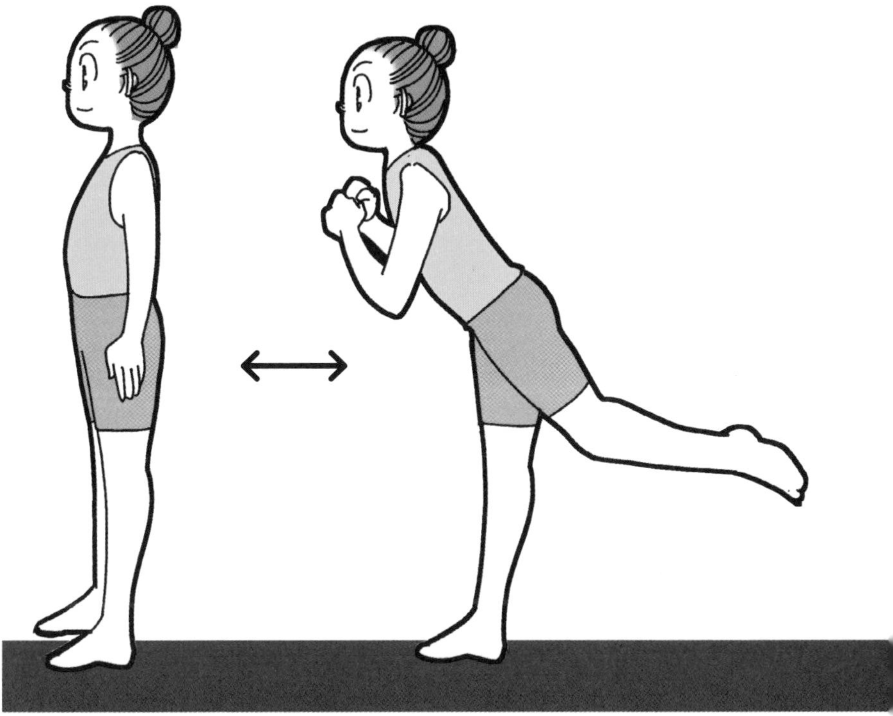

③ **慢慢放下**
踏回原位

另一腳也要重複同樣的動作

② **將上半身傾斜 45 度**
單腳往後向上抬起
維持 5 秒鐘

這就是關鍵

施予髖骨與脊椎骨適度的負擔，可以鍛鍊到腰部的肌肉。這個動作可以訓練到雙腳往後抬的力量，讓人不容易跌倒。

鍛鍊大腿

為了預防因走路不穩、跌倒而導致髖部骨折，一定要好好鍛鍊大腿的肌肉（股四頭肌）。

股四頭肌是人體中最大也最厚的肌肉，無論是**站立**、**坐下**、**走路等基本動作，全都要靠股四頭肌的力量支撐**，**在人體中非常重要**。

大部分平時膝蓋會疼痛的人，股四頭肌的肌力都已經衰退；反之，股四頭肌發達的人，不但不易跌倒，而且無論是站立或坐下的動作，做起來都十分輕鬆。一般而言，腿部及腰部健壯的人，大腿兩側的寬度會與腹部寬度幾乎相同；若是比腹部寬度還少的話，就表示大腿肌肉正逐漸衰退中。

要鍛鍊股四頭肌，**練習深蹲是最有效的方式**。在這裡要建議大家嘗試的是超慢速深蹲，緩慢地對大腿加諸負擔，便能更進一步鍛鍊出強壯的股四頭肌！

股四頭肌
共包含了4條肌肉

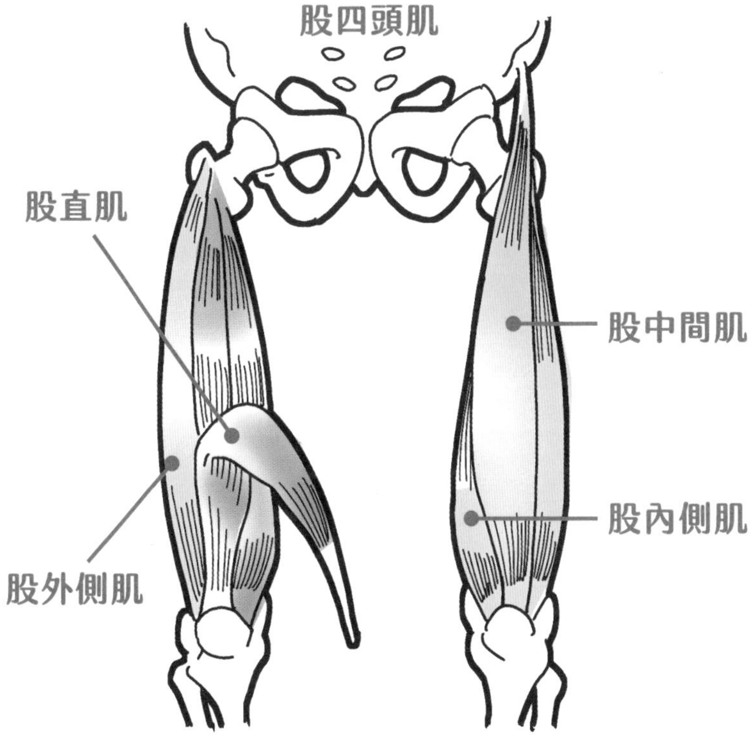

站立、坐下、走路
會用到的肌肉要勤加鍛鍊
才能預防跌倒

大腿
運動法

鍛鍊方法③
慢速深蹲

對股四頭肌很有效！

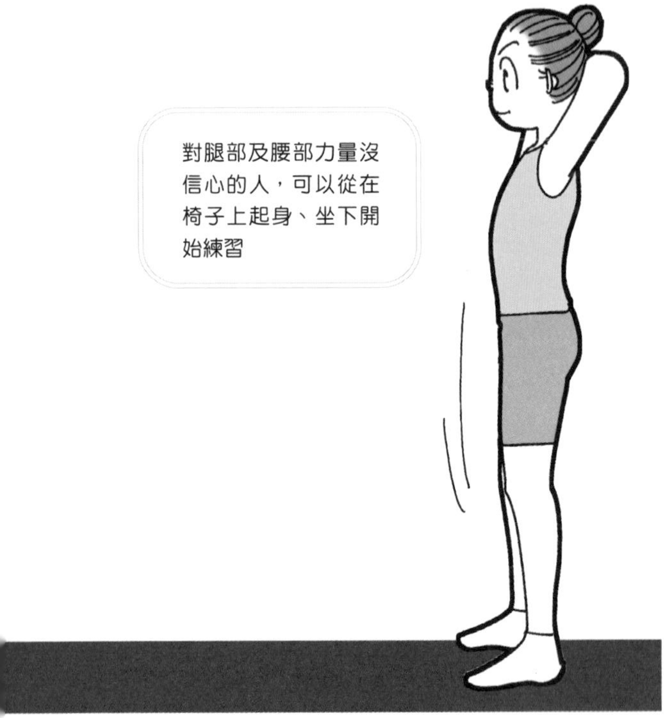

對腿部及腰部力量沒信心的人，可以從在椅子上起身、坐下開始練習

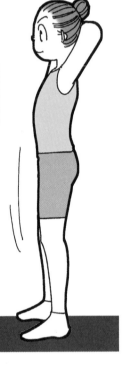

① 雙腳打開與肩同寬筆直站立

腳尖打開 30 度角

每一組5次
一天1～3回

以緩慢的速度重複練習慢速深蹲，就不會對膝蓋造成太大的負擔，還能鍛鍊到股四頭肌。

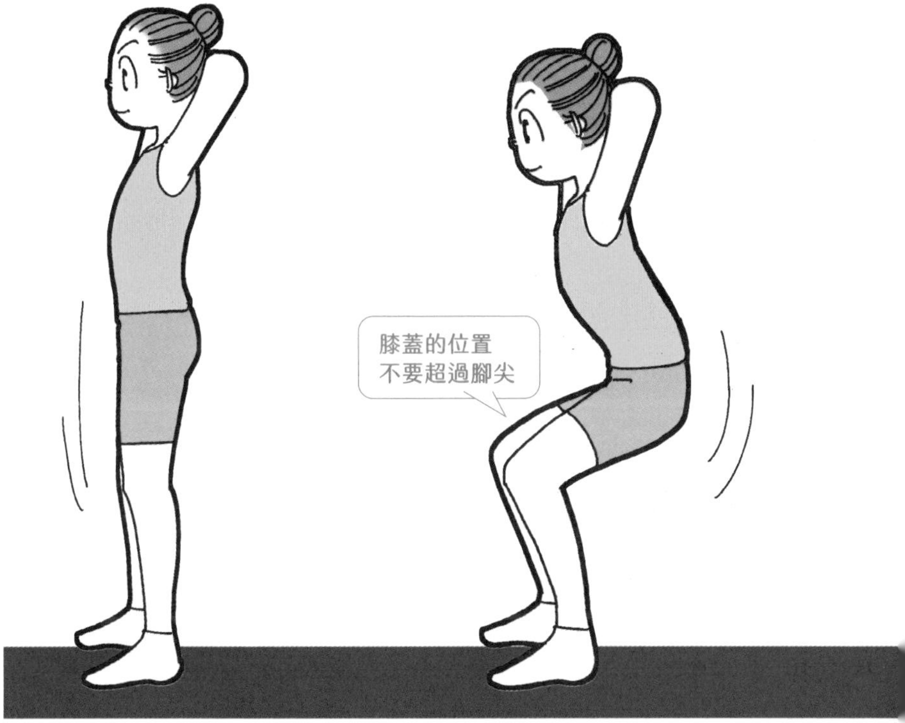
膝蓋的位置
不要超過腳尖

② 慢慢彎曲膝蓋
彷彿坐下來的狀態
要維持 5 秒鐘

膝蓋要以 30 ～ 40 度的
角度彎曲

③ 一邊吐氣
一邊慢慢回到
原本姿勢

這就是關鍵

盡量突起臀部，將體重的重心放在腳跟，在半空中坐下。深蹲時要使用的是大腿後側與臀部的肌肉，而非大腿前側肌肉。

腳底

只要腳底的肌肉越發達，無論是踏地走路也好、或是在搖晃的電車中也能站得很穩。

但是，萬一長久以來都穿著尺寸不合的鞋子或是高跟鞋，腳型容易變成拇指外翻與小指內翻，腳底肌肉衰退後還可能導致足弓消失，最後甚至變成扁平足。

上述這些腳部變形的情況都會帶來疼痛感，一感到疼痛，就會讓人越來越排斥走路，這麼一來又會使得腳部肌肉衰退，變得更容易跌倒。

此外，現在大家都知道適度地刺激腳底，可以增加腦部的血流；也就是說，刺激腳底對大腦也會帶來好的影響。藉由**確實鍛鍊腳趾與腳底，也能改掉「滑步」的壞習慣，達到預防跌倒的目的。**

鍛鍊支撐腳底的
4條肌肉（腳底）

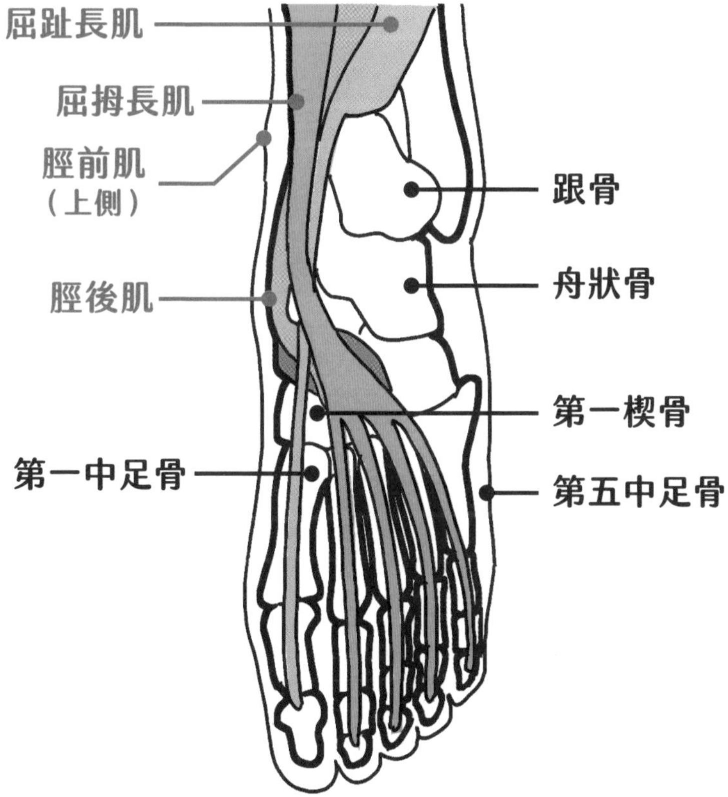

當這 4 條肌肉衰退後，
舟狀骨便無法獲得支撐，
導致足弓承受過多壓力，變成扁平足。
一旦足弓消失，也很容易形成拇趾外翻

鍛鍊方法④ 腳趾猜拳&毛巾訓練

腳趾猜拳

在進行腳趾毛巾訓練之前，先練習這個腳趾柔軟體操吧！

注意
要坐在椅子上進行訓練

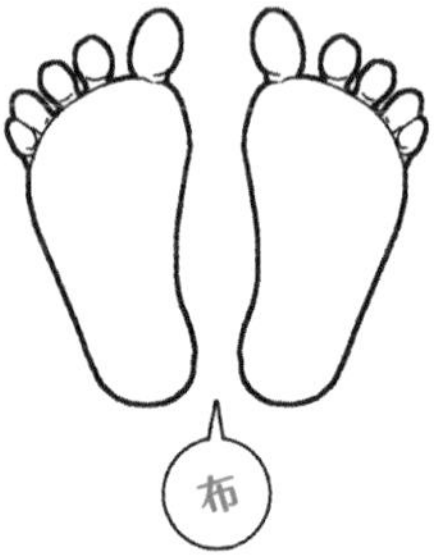

① **盡量張開所有腳趾**
用腳趾出「布」

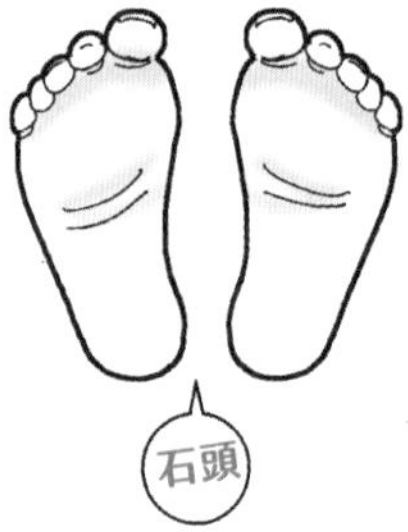

② **彎起所有腳趾**
用腳趾出「石頭」

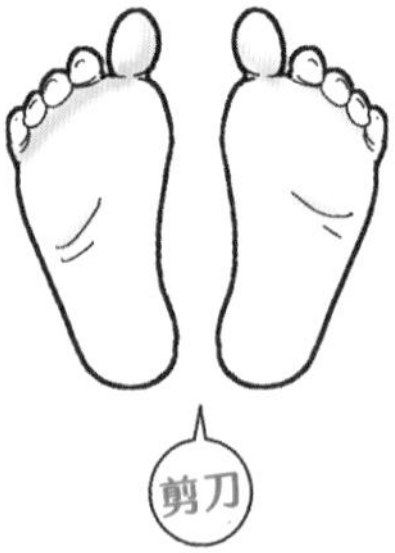

③ **抬起大拇指**
用腳趾出「剪刀」

為了預防容易引起老年人跌倒的滑步問題，就利用這個方法來認真鍛練腳趾與腳底吧！

每一組5次
一天1～3回

坐在椅子上，使用較薄的臉部專用毛巾

用腳趾拉毛巾

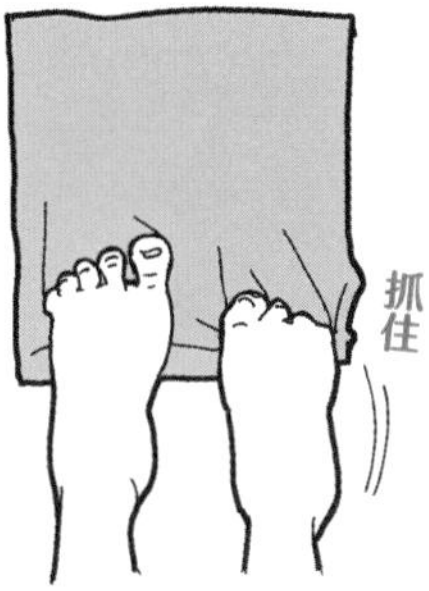

① 在腳邊
鋪一條毛巾

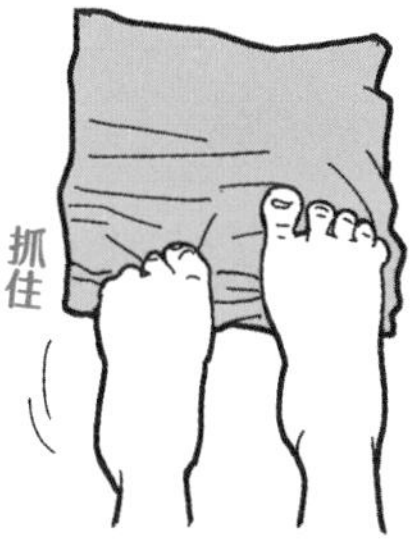

② 只用腳趾
抓住毛巾
拉到自己身邊

用腳趾折毛巾

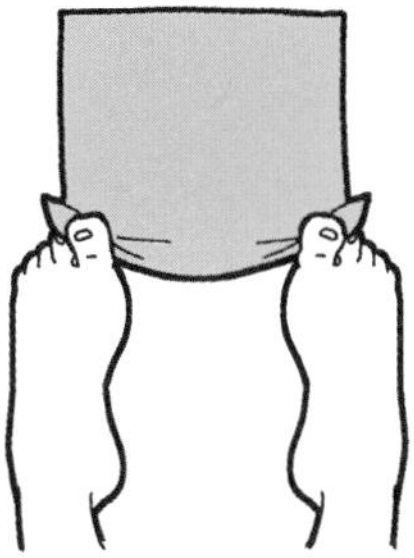

① 用腳趾
將腳邊的毛巾邊緣
折起來

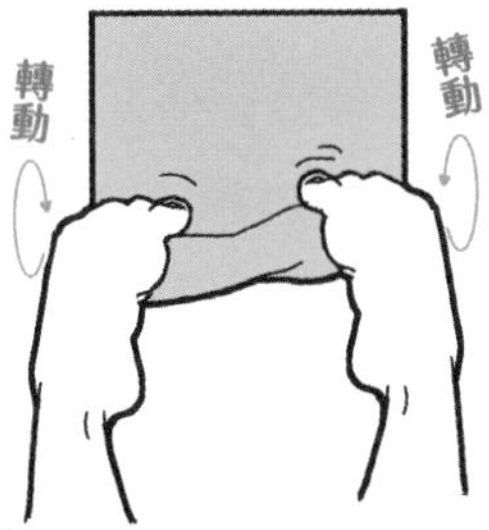

② 將邊緣折好的毛巾
用腳趾轉動邊緣
把整個毛巾捲起來

這就是關鍵

平常就要有意識地盡量使用到腳趾與腳底的肌肉。刺激腳底也能有效預防大腦老化！

鍛鍊方法⑤ Draw-in 註 腹部呼吸法

每一組5次
一天1～3回

適合初學者

以仰躺的姿勢練習

① **仰躺於地面，立起膝蓋**

將雙手放在腹部左右兩側，便能清楚感受到腹部上下起伏

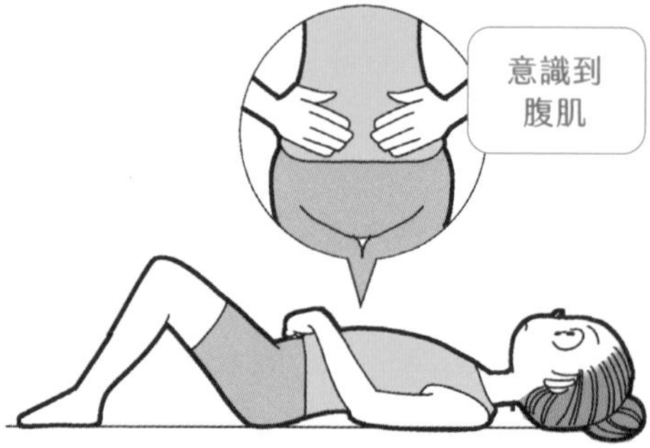

② **一邊慢慢吐氣、一邊縮起腹部**

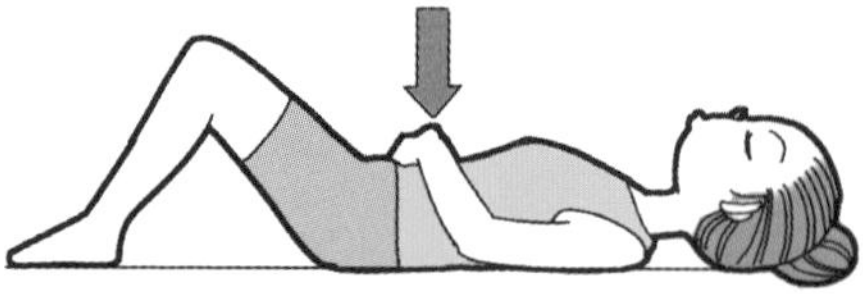

③ **吐完氣之後，維持 30 秒再恢復成原本的狀態**

在「不跌倒運動法」的最後，要教大家利用 Draw-in 腹部呼吸法，鍛鍊到腹部裡的深層肌肉，也就是腹橫肌與腹內外斜肌。無論是躺著或坐著都可以練習喔！

註 Draw-in 呼吸法全名是 Abdominal Draw-in Maneuver（ADIM），透過 Draw-in 呼吸法可以有效誘發兩邊腹橫肌出力，一邊感受腹腔內的壓力，一邊做腹部呼吸，鍛鍊腹部深層肌肉，進而促進脊椎穩定。

進階訓練

坐在椅子上練習

① 淺坐在椅子上

注意保持良好姿勢，抬頭挺胸

② 一邊慢慢吐氣
一邊縮起腹部

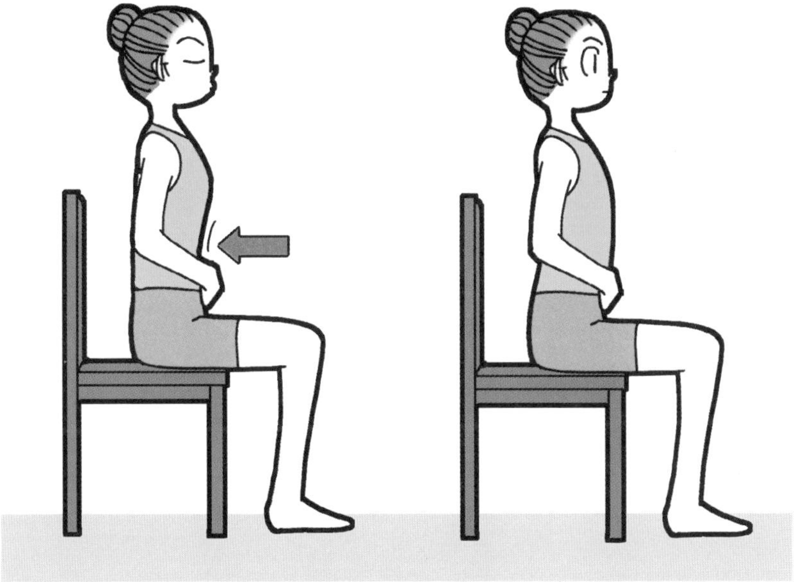

③ 吐完氣之後，
維持 30 秒再恢復成原本的狀態

這就是關鍵

腹橫肌是維持身體重心、保持穩定最重要的肌肉。讓體幹保持穩定，才能讓身體維持良好姿勢、不易跌倒。

—專欄—⑤

「因擔心跌倒而閉門不出」是大錯特錯！

曾經跌倒過、患有骨質疏鬆症、或是曾接受過骨折手術的人，有很多都會因為「擔心自己會跌倒」而極力避免外出或運動。若是因為擔心「跌倒的下場很可怕」，為了「不跌倒」而不積極使用肌肉，反而會讓跌倒的機率大增。

如果因為只有自己一個人而感到不安的話，不妨與家人或年輕人一起開始運動吧！

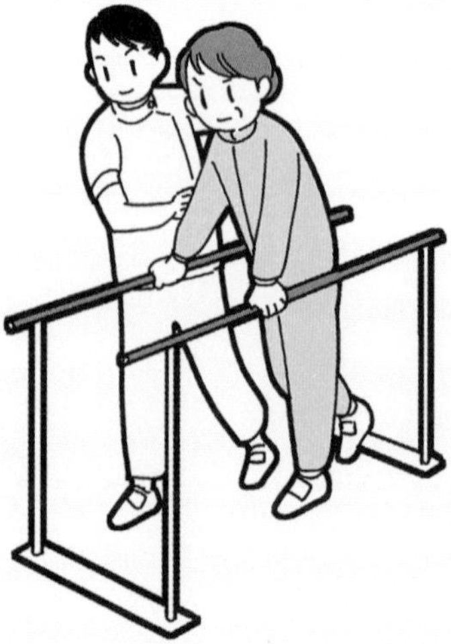

第5章

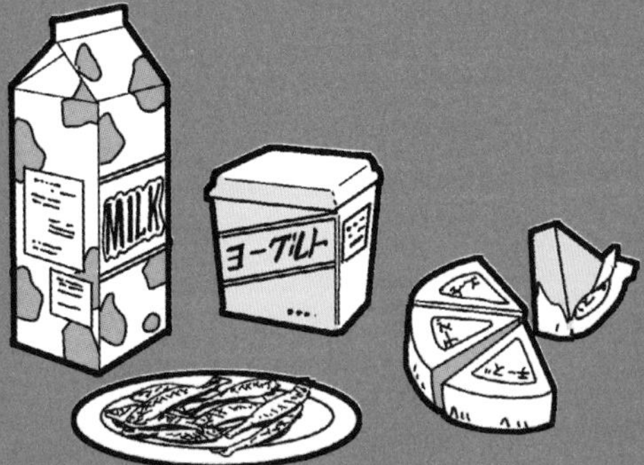

讓骨骼與肌肉變得更強健的「飲食法」

除了最關鍵的運動之外，
想要強化骨骼與肌肉，
日常生活中的飲食也占了重要的一席之地。
不僅是骨骼而已，
肌肉生長所需的營養素也要考量在內，
從現在起就開始攝取均衡的飲食吧！

從體內強化骨骼與肌肉的「飲食」訓練法

為了預防跌倒，**一定要進行能鍛鍊到骨骼與肌肉的運動、多曬太陽增加體內的維生素D，達到預防走路搖晃的效果，還有攝取充足的營養**，這3點一定要同時並進才行。

尤其是營養均衡的「飲食」，跟鍛鍊身體的重要性不相上下。

每天攝取身體需要的營養素，不只能成為骨骼與肌肉生長的營養來源，更能有效預防罹患生活習慣病及老年衰弱症（Frailty）。

建議大家可以為自己設下目標，例如：**每天都要喝1杯牛奶、攝取1次肉類及魚類、吃下350克的黃綠色蔬菜，以及200克的水果**，決定好明確的數量後，就能輕易了解自己有沒有達成目標。希望打造出不易跌倒的身體，就要從遵守這4項原則做起，開啟健康的飲食生活。請大家從現在起就以期待的心情過著豐富的飲食生活吧！

預防跌倒的
飲食生活4大原則

① 每天喝 1 杯牛奶

詳見第 150 頁

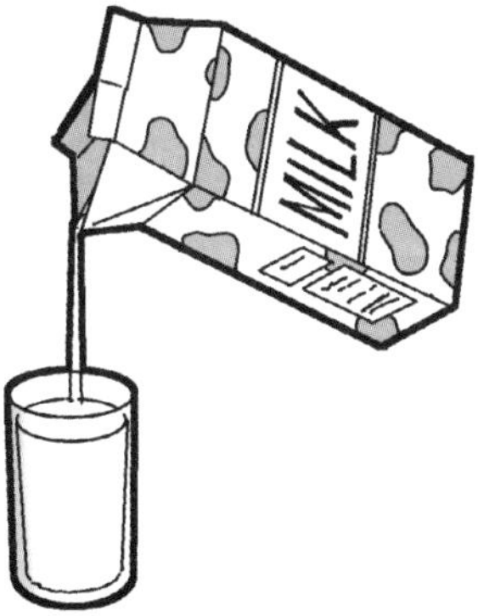
MILK

② 每天攝取 1 次肉類及魚類

詳見第 142 頁

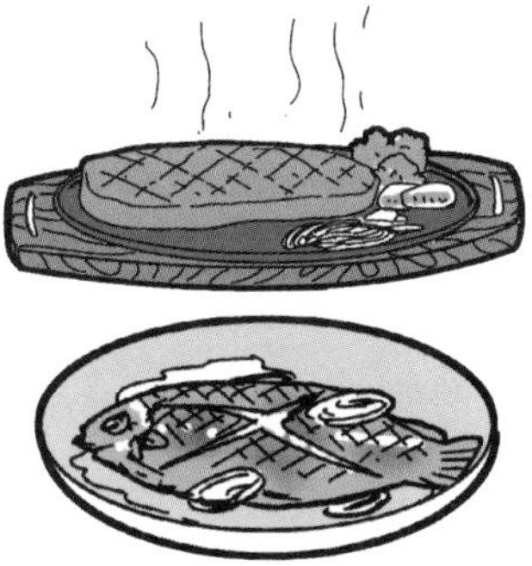

③ 每天吃下 350 克的黃綠色蔬菜

詳見第 138 頁

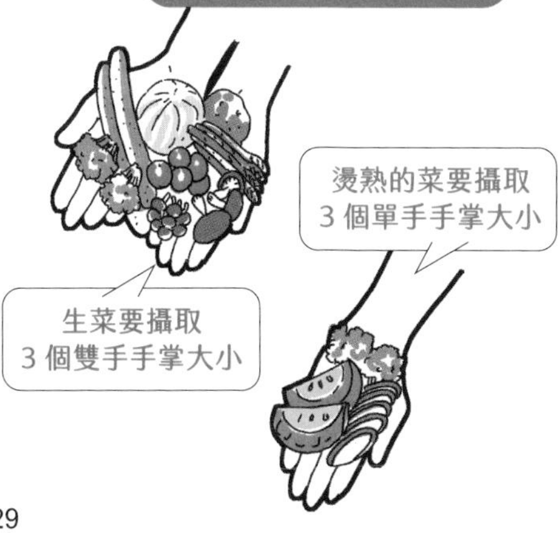
燙熟的菜要攝取
3 個單手手掌大小
生菜要攝取
3 個雙手手掌大小

④ 每天享用 200 克的水果

詳見第 152 頁

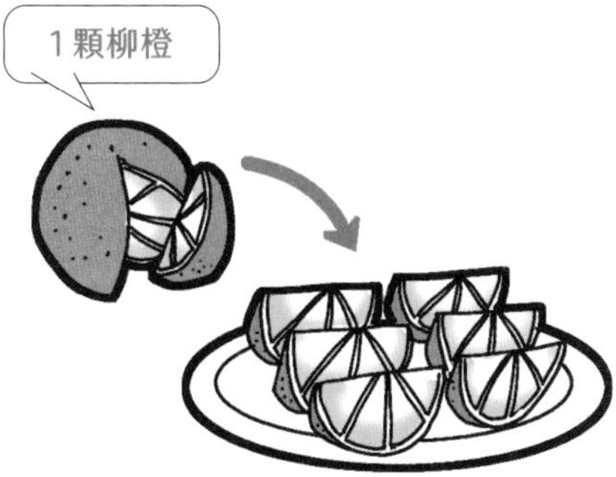
1 顆柳橙

同時攝取強化骨骼的3種營養素＋油脂

所謂能強化骨骼的3種營養素，就是**製造骨骼及牙齒的鈣質、幫助身體更易吸收鈣質的維生素D，以及使鈣質沉積於骨骼的維生素K**。

當人體攝取了含有大量鈣質的食物之後，維生素D會幫助鈣質被腸道吸收，體內吸收的鈣質則藉由維生素K的幫助沉積於骨骼，逐步打造出強健的骨骼。

由於維生素D與維生素K都是屬於脂溶性維生素，因此必須與油脂一起食用，才能提升體內的吸收率。因此請大家一定要留意，在每天的菜單中加入一道**結合這3種營養素&油脂的菜色**，積極攝取能強化骨骼的營養。舉例來說，像是「吻仔魚起司納豆沙拉」就可以輕鬆結合這3大營養素一次攝取，平時不妨多多收集一些這種可以存骨本的食譜，對飲食生活會很有幫助喔！

身體吸收鈣質與骨骼生長的機制

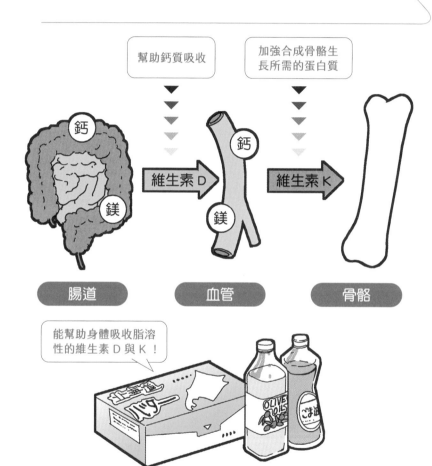

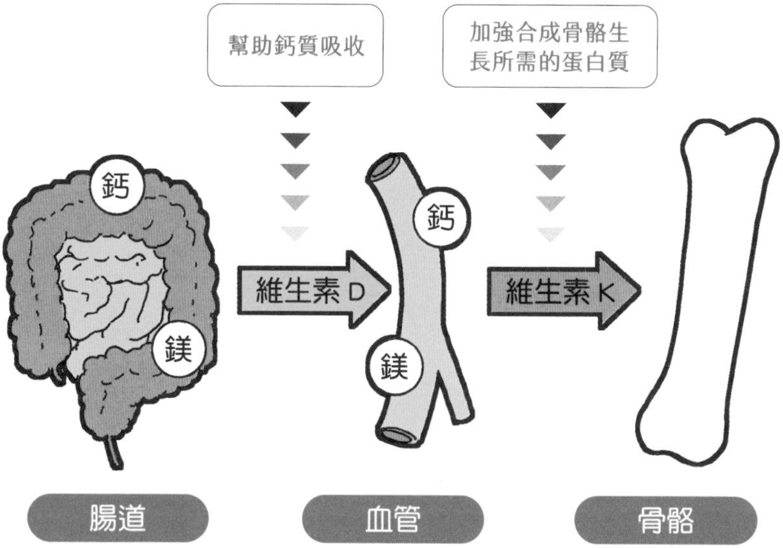

吻仔魚起司納豆沙拉是一道能輕鬆存骨本的菜色！

將納豆、吻仔魚、起司、蔥或燙熟的菠菜攪拌均勻後，淋上麻油享用，就能輕鬆攝取到所有骨骼所需的營養素！

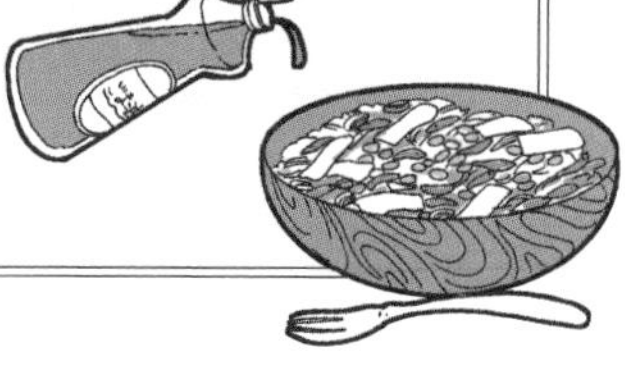

攝取肉類及魚類

儘管以往大家都說吃太多肉對身體不好，但若希望讓身體順利製造肌肉與血液，最**重要的就是每天都多多攝取優良的肉類及魚貝類等動物性蛋白質**。

尤其是隨著年齡增長，體內能調整身體機能的蛋白質——白蛋白，更是越來越少。根據日本厚生勞働省的調查中指出，70歲以上每5人就有1人符合「新型營養失調」（譯註：意味著本人覺得自己吃得很好，事實卻不然）。隨著年齡漸長，蛋與肉類等動物性食品攝取量變得越來越少，就是造成新型營養失調的關鍵之一。

若是擔心動脈硬化、膽固醇過高、腎臟病等疾病找上門，不妨以**每天1比1的比例攝取肉類及魚類**即可。如果是身型較肥胖的人，可以選擇脂肪含量較少的紅肉；魚類則含有大量不飽和脂肪酸，有助於預防血栓發生，可以放心食用。

肉類及魚類的營養素

每一種都要確實攝取、不要遺漏喔！

肉類營養素

- 蛋白質：製造血液與肌肉
- 維生素 B1：消除疲勞
- 維生素 A：美肌效果
- 膠原蛋白：維持肌膚張力
- 鐵質：預防貧血

魚類營養素

- 蛋白質：製造血液與肌肉
- 鈣質：製造骨骼
- 維生素 D：幫助身體吸收鈣質
- 牛磺酸：預防心肌梗塞
- EPA：預防成人病
- DHA：預防血栓

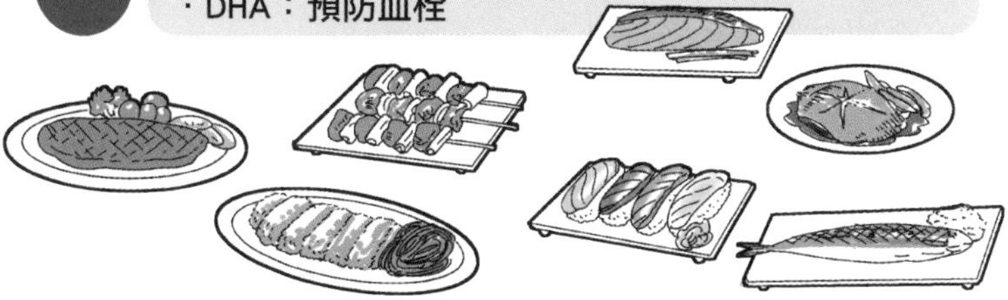

何謂不飽和脂肪酸？

蔬菜及魚類的脂肪中含有大量的不飽和脂肪酸。不飽和脂肪酸可以預防動脈硬化、血栓、降血壓等，對於預防生活習慣病很有幫助。

食用鮭魚、竹筴魚、鰻魚及鯡魚

在**魚類及菇類當中富含大量的維生素D**，能幫助腸道吸收更多鈣質。

維生素D會在體內產生變化，不僅在腸道中幫助吸收鈣質，進入血液後還能將鈣質運送到骨骼。此外，還能促進成骨細胞製造更多新骨骼，對骨骼的形成很有幫助。

像是在**鮭魚、竹筴魚、鰻魚、鯡魚等魚貝類，以及蛋黃與奶油中都含有動物性維生素D3，而木耳及香菇等則含有大量的植物性維生素D2**。日本人主要都是藉由魚貝類攝取到大量的維生素D。

此外，也能藉由曬太陽在肌膚內製造維生素D。不過當年齡漸長後，要是戶外活動量不如以往，藉由食物積極攝取維生素D就顯得更重要了。

含有大量維生素D的食品

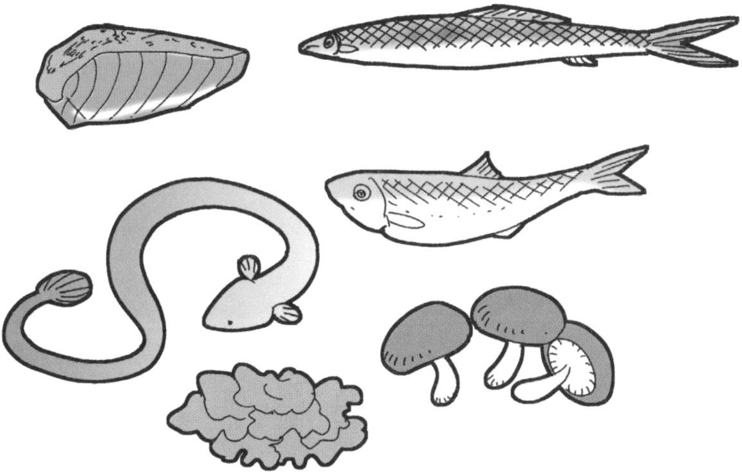

小魚乾、鮭魚、竹筴魚、鰻魚、鯡魚、秋刀魚、
鮭魚卵、木耳、乾香菇……等

沐浴在陽光下，身體就能產生維生素D！

為了促進維生素 D 生成，建議大家每天都要曬一次太陽

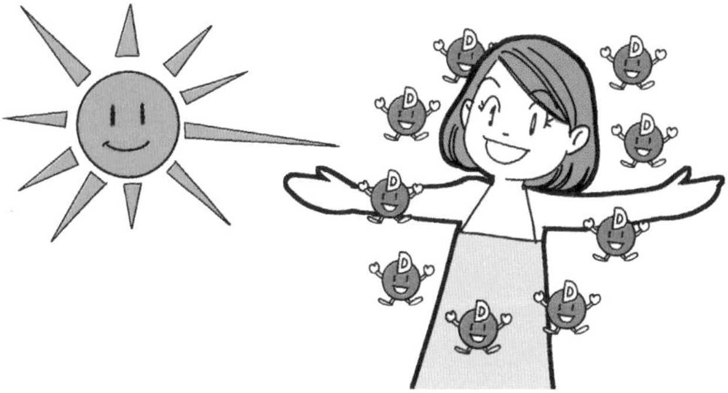

食用黃豆製品

黃豆又被稱為「田裡的肉」，是一種富含蛋白質與鈣質的豆類。

黃豆中含有的異黃酮，跟女性荷爾蒙雌激素有著同樣的作用。

在近年來的研究中得知，異黃酮不僅能阻止破骨細胞的活動，讓鈣質不易從骨骼中流失，還能對成骨細胞發揮作用，驅使成骨細胞積極製造新的骨骼。

由此可知，**異黃酮擔任著兩大重責大任，那就是守護骨骼、同時製造骨骼。**

此外，若能將黃豆與竹筴魚、鰤魚（青魽）等魚貝類及菇類一起食用，更能減少身體中的壞膽固醇唷！

含有大量異黃酮的黃豆製品

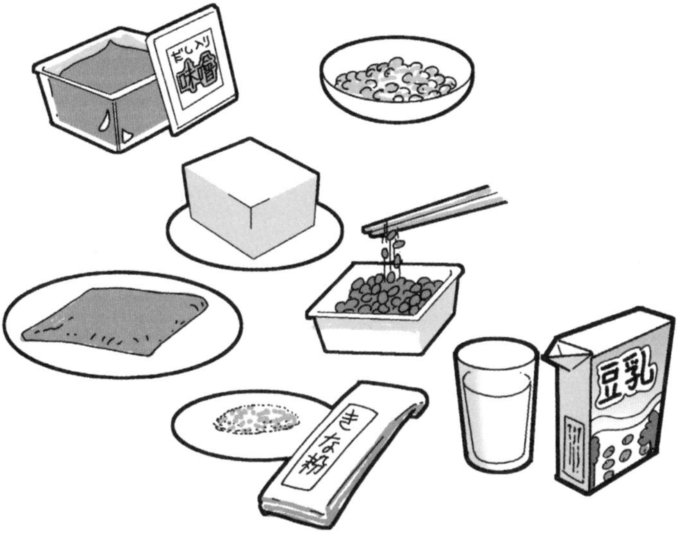

味噌、黃豆、豆腐、
納豆、油豆腐、黃豆粉、豆乳……等

100克黃豆製品中異黃酮的平均含量

食品	含量
水煮黃豆	72.1mg
納豆	73.5mg
豆乳	24.8mg
豆腐	20.3mg

食品	含量
油豆腐	39.2mg
黃豆粉	266.2mg
味噌	49.7mg

※ 微克：克的一百萬分之一，單位符號為「μg」。

食用納豆、菠菜、青花菜

有助於骨骼形成的維生素K，在納豆、黃綠色蔬菜（菠菜、小松菜、青花菜等）、海藻類、茶葉等食材中的含量都相當多。

尤其是納豆，含有特別多維生素K。

在100克的碎粒納豆中，就含有高達930微克註的維生素K。不僅如此，吃下納豆後，納豆菌還會在腸道內繼續製造維生素K，因此可以讓身體攝取到超乎納豆原有含量的維生素K。

此外，**一天若能吃下350克左右的黃綠色蔬菜**，也能有效預防罹患生活習慣病。建議大家在一天內食用的蔬菜裡，最好要有三分之一以上是黃綠色蔬菜比較好。

不過，若平時有在服用抗凝血劑（例如：華法林（Warfarin）等）的人，由於納豆會使藥效減弱，因此應盡量避免食用納豆，請大家千萬要多留意。

註 微克：克的一百萬分之一，單位符號為「μg」。

富含維生素K的食品

納豆

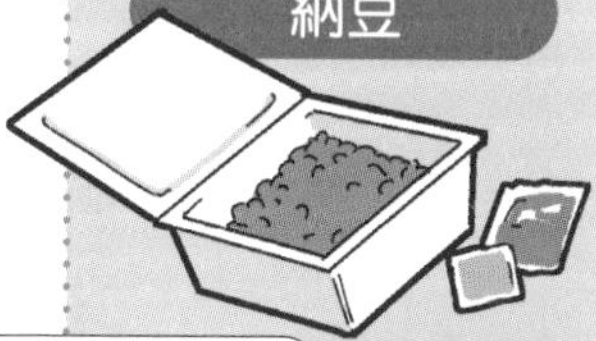

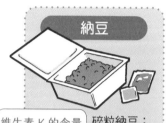

維生素 K 的含量
納豆首屈一指！

碎粒納豆：
930μg

海藻類

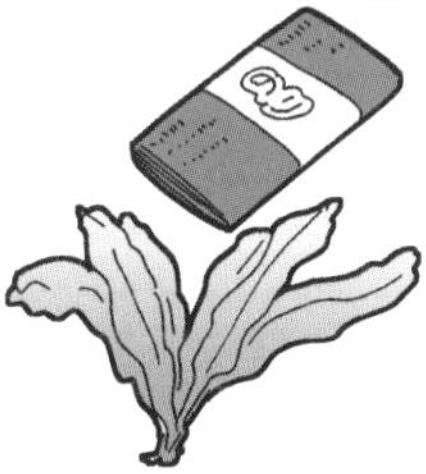

乾燥海苔：2600μg
乾燥海帶芽：660μg
乾燥昆布：91 ～ 270μg
乾燥羊栖菜：580μg

茶葉

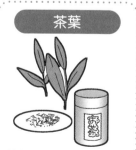

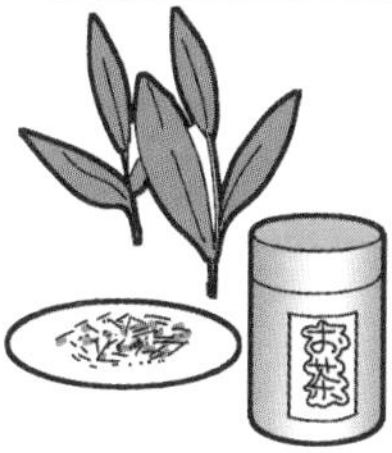

抹茶：2900μg

蔬菜類 ※ 以生菜計

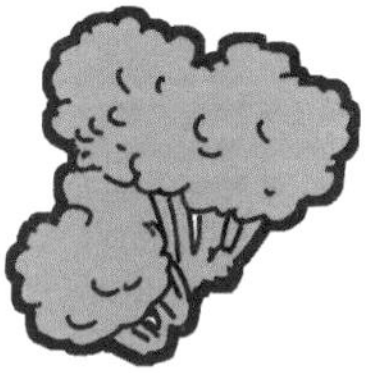

青花菜：
160μg

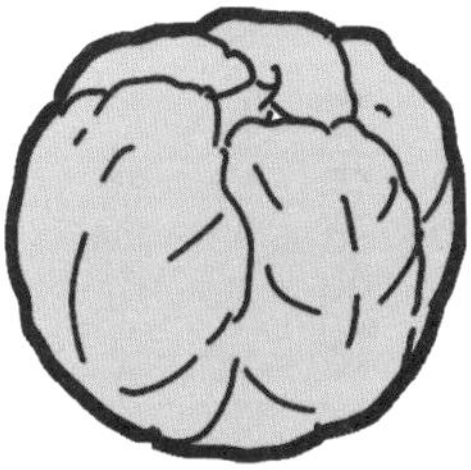

高苣：
160μg

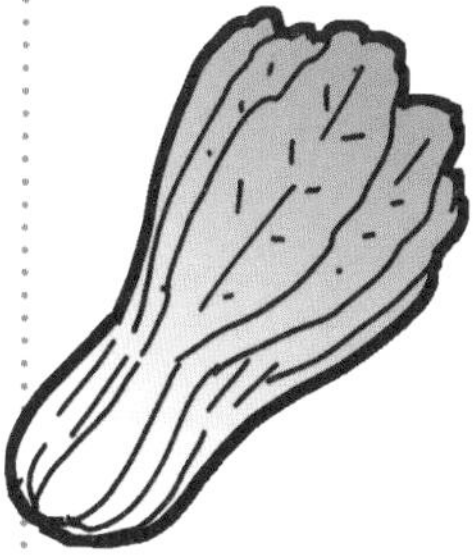

小松菜：
210μg

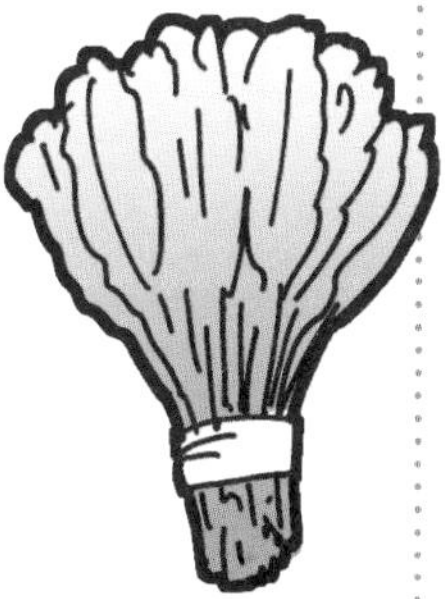

菠菜：
270μg

綠紫蘇葉：690μg
明日葉：500μg
蕪菁葉：340μg
白蘿蔔葉：270μg
荷蘭芹：850μg
豬毛菜：310μg
韭菜：180μg
油菜花：250μg

※ 全部都以可食用部位 100g 為基準計算 ※ 出處：日本食品標準成分表 2015 年版（七訂版）

食用腰果、松子、海苔、芝麻

對老年人而言，鎂的重要性與鈣質不相上下。

鈣質可以對動脈發揮作用、維持血壓穩定，而鎂則能避免動脈發生鈣化，因此，為了讓身體維持正常機能，**鈣與鎂可說是一對「兄弟礦物質」，在身體中彼此發揮重要的作用。**

人體內約有60%的鎂，與鈣質同樣儲存於骨骼之中。要是體內的鎂含量不足，就會與鈣質一起從骨骼中溶出，因此若是鎂含量極度不足，也會造成骨質疏鬆、脆化的問題。不僅如此，鎂含量不足更會提升罹患心臟病與糖尿病等生活習慣病的風險。

在堅果類、未精製穀物、魚貝類與海藻類等食物中，都含有大量的鎂，請大家務必要多多攝取。

鎂與鈣質有「兄弟礦物質」之稱 必須積極攝取！

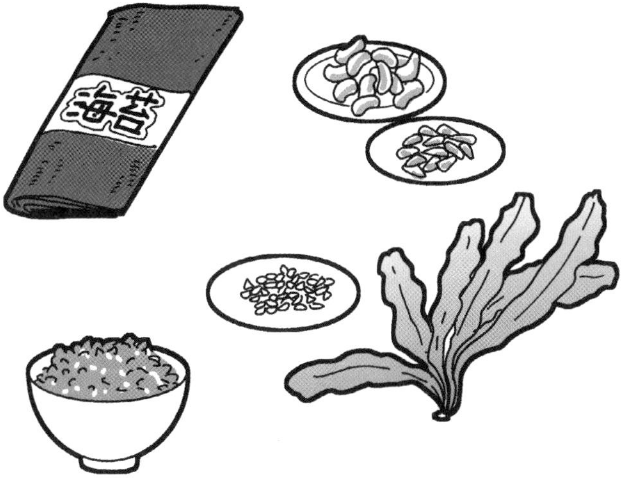

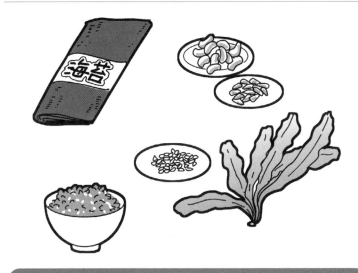

含有大量鎂的食品

乾燥海苔、腰果、松子、糙米、
芝麻、海藻……等

均衡攝取鎂與鈣質非常重要

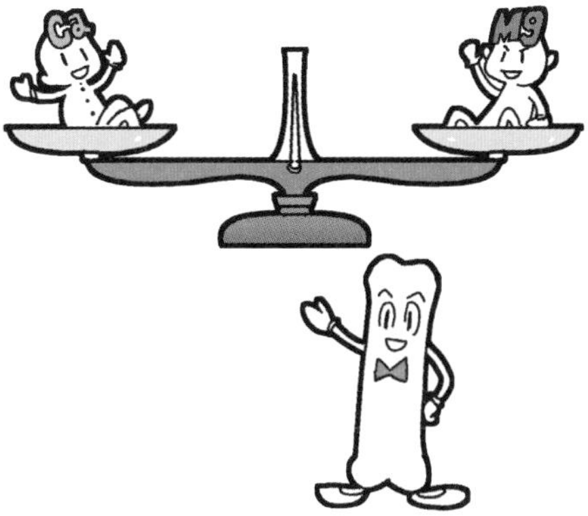

為了製造肌肉，1天要均衡攝取1次肉類及魚類

在第132頁也曾提及，想要打造出不易跌倒的強健肌肉，平日就要固定攝取動物性蛋白質、也就是肉類及魚類，對於製造肌肉很有幫助。此外也有報告指出，100歲以上的長壽高齡人士都有習慣大量攝取肉類及魚類。尤其是**為了製造肌肉，請大家一定要留意每天都必須各攝取1次肉類及魚類。**

一旦上了年紀，或許有很多人都無法再像年輕時那樣大量食用脂肪較多的肉類。如果是這種情況的話，不妨攝取較清爽的雞肉、脂肪較少的豬肉或牛柳等，細心選擇肉的種類及部位，就可以吃得輕鬆又健康了。

另一方面，魚類不要只知道吃烤魚或生魚片，建議可搭配黃豆製品或乳製品作為調味料，增加鈣質的攝取量。

讓肉類及魚類料理更容易食用的訣竅

肉類料理　軟嫩又多汁的方法

為了不讓肉類吃起來又硬又乾，必須在料理方式多下一點功夫。例如：使用鹽麴做出軟嫩的薑汁燒肉、多蜜醬燉鬆軟的肉丸子等等，花點心思做好事前準備，並搭配不同的食材組合、或是運用各式各樣的醬汁，就能烹調出軟嫩又美味的肉類料理。

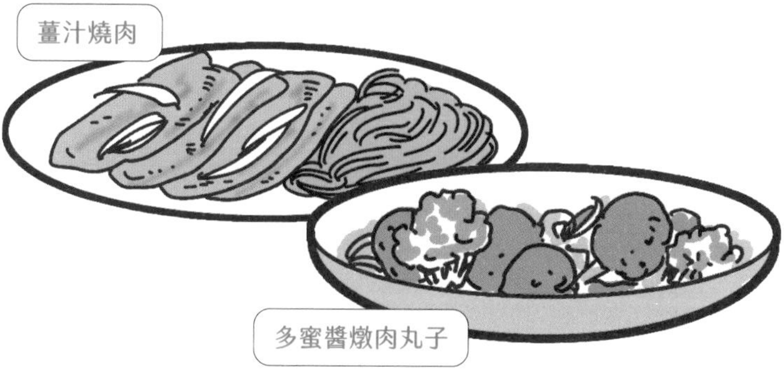
薑汁燒肉
多蜜醬燉肉丸子

魚類料理　飽滿又柔軟的方法

魚類一旦燒烤過熟，就會變得又乾又硬。建議大家可以在醬燒鮭魚旁附上蔬菜，或是在白肉魚表面撒上起司做出焗烤魚肉等，再搭配上黃豆製品或乳製品作為調味料或配菜，如此一來就能增加鈣質的攝取量，同時烹調出多汁又柔軟的魚類料理囉！

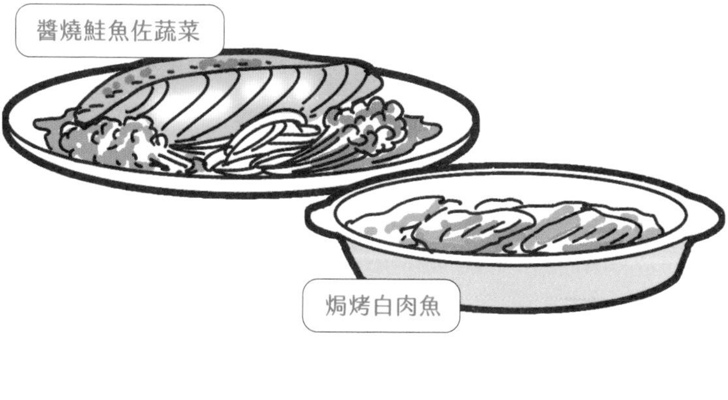
醬燒鮭魚佐蔬菜
焗烤白肉魚

以三菜一湯來思考每餐菜色

雖然在前面的章節中再三強調，要製造出骨骼與肌肉，飲食是非常重要的一環，但要是一次攝取太多鈣質也是徒勞無功。

身體會隨著當下的狀態來調整鈣質的吸收率。所謂能維持身體健康的飲食生活，就是凡事都應適可而止，均衡攝取各式各樣的食品才是上策。

就像先前提過的一樣，用餐時應一併攝取能加強鈣質吸收效果的3種營養素＋油脂，同時也要考量到各種食物的營養成分，為自己打造出變化豐富的飲食生活。

像是**傳統的日式三菜一湯定食**，可說是最能夠均衡攝取到各種營養的用餐方式。以主菜（肉類）、主食（碳水化合物）與配菜（蔬菜等）的搭配組合，無論是日式或西式餐點都好，用心為每一餐設計出健康的菜色吧！

以三菜一湯的組合
思考每一餐的菜色

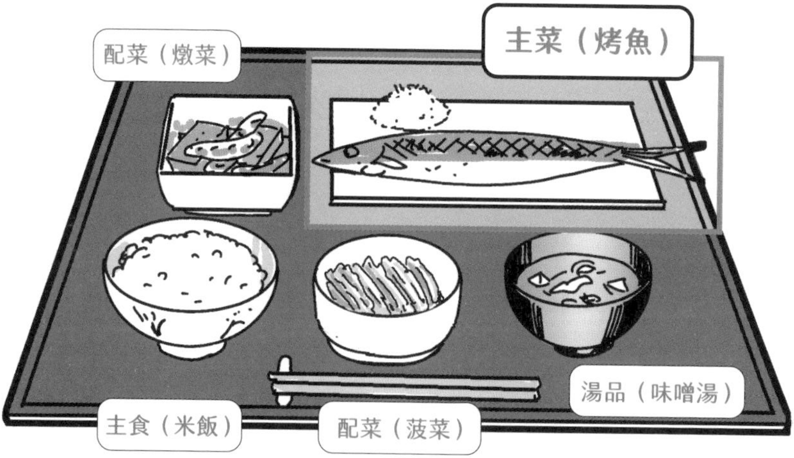
配菜（燉菜）
主菜（烤魚）
湯品（味噌湯）
主食（米飯）
配菜（菠菜）

主菜（重點菜色）的準備須知

□以優質動物性、植物性蛋白質與脂質為主。
□在一天三餐中，各有一餐要攝取肉類及魚類料理。

例）早：雞蛋、黃豆
　　午：肉類（前提是晚上沒有吃肉類或魚類）
　　晚：魚類（前提是中午沒有吃肉類或魚類）

□注意不可攝取過多鹽分及脂質。
□擔心熱量過高的話，可採用蒸煮的方式烹調餐點。

身體活動的能量來源

碳水化合物是三大營養素（另有蛋白質、脂質）之一。三大營養素是維持人類生命、身體活動絕對不可欠缺的重要能量來源。

為了製造骨骼與肌肉，一定要多多運動、活動身體。若是沒有確實攝取主食的碳水化合物，絕對無法每天做「不跌倒」的運動法。請大家千萬不要太勉強自己，進行斷醣等極端的瘦身方式。

若是擔心熱量攝取過多，建議先依照自己的年齡、運動量、生活型態判斷出一天應攝取的總熱量，攝取充足的主食分量。

主食包含：米、麵包、麵類等，每種主食的熱量皆不相同。另外，也建議大家食用可攝取到鈣質的糙米、五穀雜糧、櫻花蝦炒飯等，增加餐桌上各式各樣的菜色變化。

富含鈣質的主食

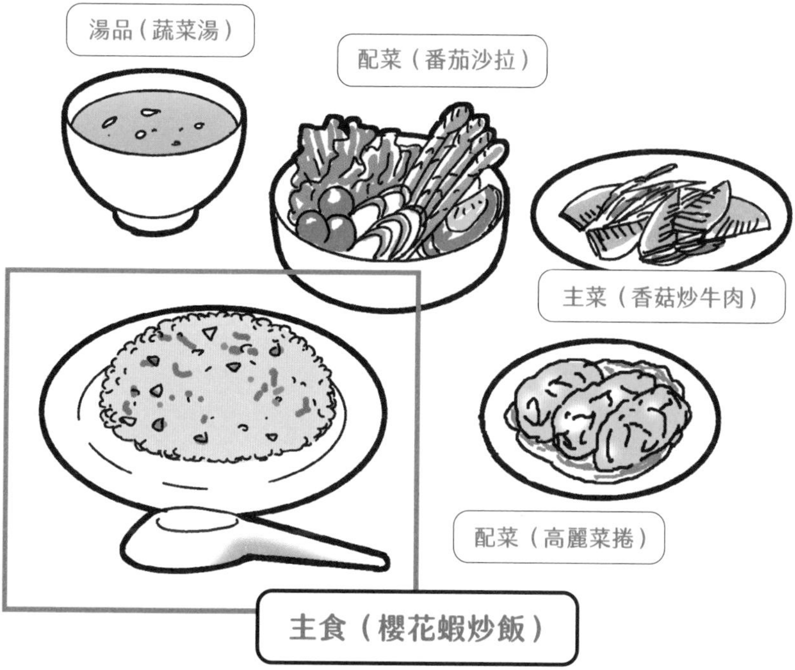
湯品（蔬菜湯）
配菜（番茄沙拉）
主菜（香菇炒牛肉）
配菜（高麗菜捲）
主食（櫻花蝦炒飯）

主食（五穀類）的準備須知

□以米、麵包、麵等穀類為主。
□碳水化合物是能量來源。
□除了白米之外，也可以多嘗試食用糙米、櫻花蝦炒飯、芝麻豆乳沾麵等，穀類＋鈣質的組合。

調整身體狀況、製造骨骼與血液

三菜一湯扣掉主菜後，還有兩道配菜，這**兩道配菜就是可以積極補充主菜與主食中不足營養素的大好機會。**

維生素、礦物質、富含膳食纖維的蔬菜、薯類、豆類、菇類、海藻等，都可以調整身體狀況，協助製造骨骼與血液。若能在配菜中攝取到大量膳食纖維，對於控制總熱量攝取也會很有幫助。配菜中的蔬菜最好不要生吃，因為在加熱烹調後，才能食用到更多分量的蔬菜。

另外，若是一天三餐都能充分品嘗營養均衡的三菜一湯，也能預防暴飲暴食，讓自己過著規律正常的飲食生活。也別忘了要特別留意攝取以鈣質為首的三種營養素＋油脂（詳見第130頁），用心維持健康的飲食生活，打造出不易跌倒的身體！

利用配菜充分攝取維生素與礦物質！

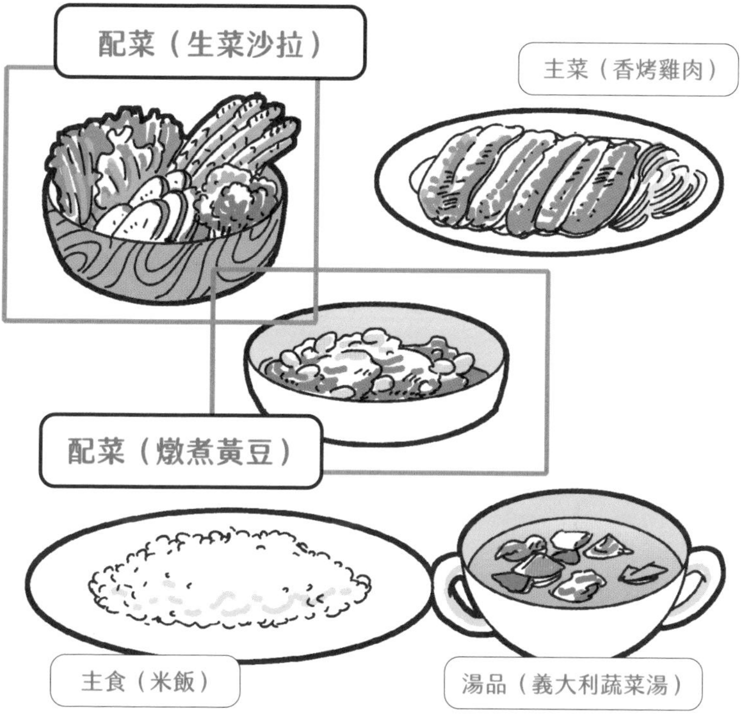

配菜（以 2 道蔬菜為主）的準備須知

□在主食與主菜中欠缺的維生素、礦物質、膳食纖維，透過配菜來攝取！

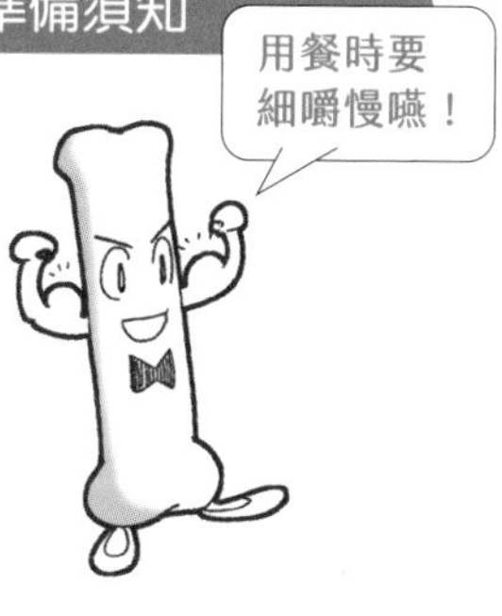

乳製品能形成骨骼與牙齒

骨質疏鬆症的患者會有牙齒數量較少的傾向。在近年來的研究中發現，攝取充足的乳製品對於預防牙周病也很有幫助。

大家都知道鈣質是形成骨骼與牙齒的最大原動力，而**鈣質吸收率最高的食物就是牛奶與起司等乳製品。**

尤其是牛奶，**1杯牛奶（200毫升）中就含有高達220毫克的鈣質**。無論是蛋白質、脂質、碳水化合物、鈣質等重要的營養素，都可以從牛奶中攝取得到，可說是最容易攝取到各種營養素、特別是鈣質的食物了。許多亞洲人都患有乳糖不耐症，一喝牛奶就容易腹瀉，建議可以將牛奶加熱飲用，或是加入紅茶與咖啡中享用，都是不錯的選擇。若是真的不能喝牛奶的話，則不妨食用加工起司、或是熱量較低的茅屋起司（cottage cheese）。

鈣質吸收率高的乳製品

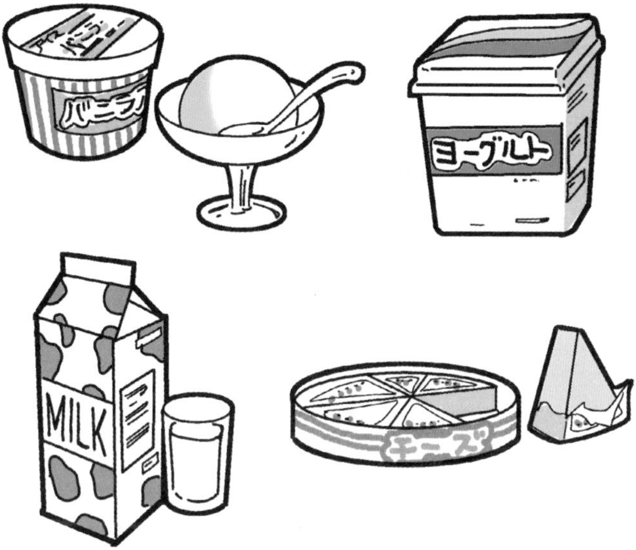

100克乳製品中的鈣質含量

食品	含量
冰淇淋（普通脂肪）	140mg
優格	120mg
牛奶	110mg
脫脂牛粉	1100mg
加工起司	630mg

※ 全部都以可食用部位 100g 為基準計算
※ 資料來源：日本食品標準成分表 2015 年版（七訂版）

水果能有效消除疲勞

水果中不僅富含各種維生素，還有能幫助排出鈉的鉀、協助排出多餘熱量的膳食纖維等等。

而**水果中的維生素B群更是能有效消除疲勞**，像是栗子、柑橘類、香蕉、奇異果都含有相當豐富的維生素B群。此外，**具備抗氧化功效、同時還能促進鐵質吸收的維生素C**，也在柿子、草莓、栗子、柑橘類中含量豐富。**可幫助維持視力正常的維生素A**，則能在西瓜、蜜柑、枇杷、柿子中大量攝取。而**具有預防老化效果的維生素E**，則可從奇異果、水蜜桃、李子、櫻桃中獲得。

不僅如此，水果還能有效預防生活習慣病的發生，**1天建議攝取200克左右的水果**，對於身體保健很有幫助。

另一方面，若是與同重量的甜點相比，水果的熱量僅是甜點的十分之一。不妨利用水果取代甜點，就能避免體重過重的問題。

每日攝取200克水果

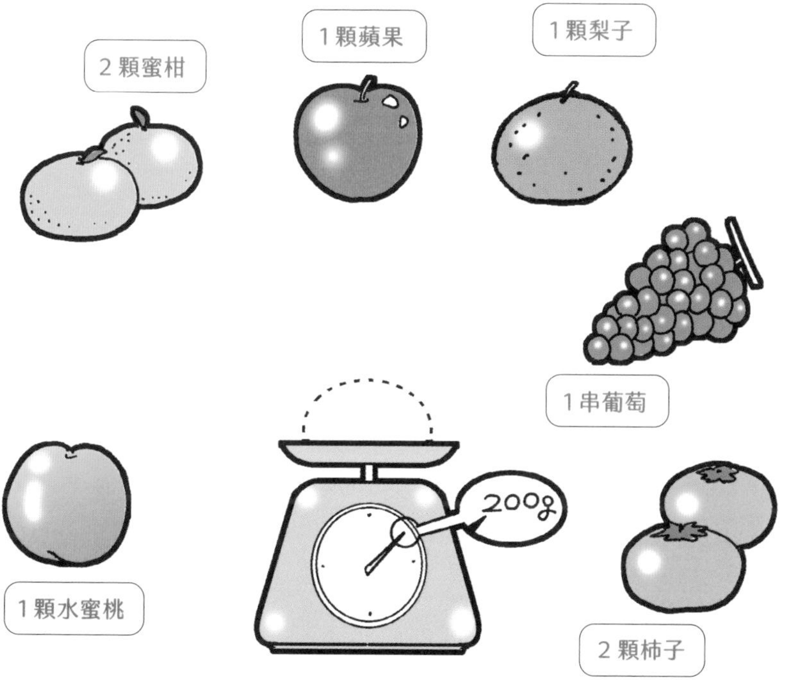
2 顆蜜柑
1 顆蘋果
1 顆梨子
1 串葡萄
200g
1 顆水蜜桃
2 顆柿子

※ 資料來源：日本農林水產省「每天攝取 200 克水果運動」

水果對於各種生活習慣病
都具有卓越的預防功效。

請大家每天都要食用200克左右的水果喔！

—專欄—⑥

「體」意味著「骨」骼「豐」裕

若將身體的「體」拆開來看，是由「骨」與「豐」這兩字組合而成（譯註：日文中「豐」的漢字為「豊」）。這正證明了從古至今，人們都認為身體最重要的就是骨骼豐裕。

在 10 多歲到 20 歲這段時間，骨骼的成長會達到顛峰，到了 40 歲之後，年齡每增加 1 歲，骨骼就會流失約 1%的鈣質。隨著年齡增長，也許有些人會因為無法增加骨骼中的鈣質含量而放棄保養骨骼，但其實只要攝取充足營養、勤於運動、進行日光浴等，無論到了幾歲，身體還是可以持續長出新的骨骼。請大家以打造「骨骼豐裕的身體」為目標，從平日一點一滴地儲存骨本，一起好好努力吧！

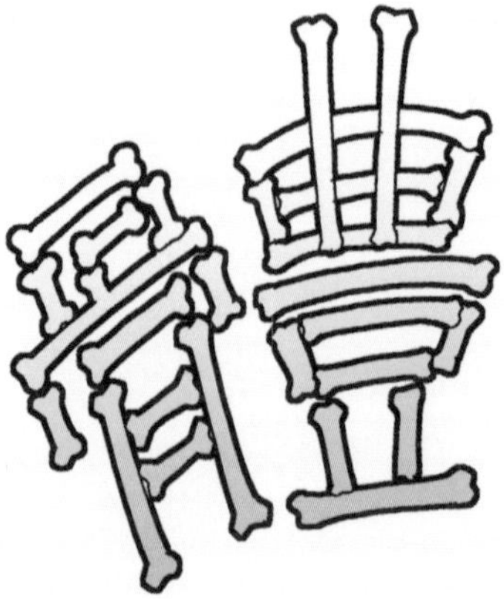

第6章

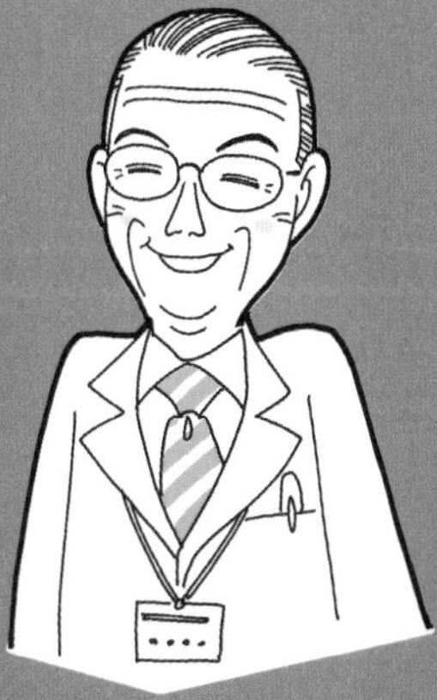

80歲醫師，教你

健康走到老的生活好習慣

負責監修本書的林泰史醫師，
長年來一直致力於提倡「骨骼健康」的重要性。
目前高齡 80 歲的林醫師，迄今已診療過
10 萬名患者，他的健康生活中凝聚了
豐富的巧思，相信一定能成為大家
「不跌倒生活」的最佳範本。

林醫師的日常生活中凝聚了豐富的「不跌倒」巧思

林醫師現在已經高齡80歲了，但他每一天的生活都很忙碌又充實。

林醫師習慣在每天早晨4點半起床，做完早晨的肌力訓練、用完早餐後，會做一點早晨的工作。7點半就會抵達目前任職的復健醫院，忙完一整天醫院的診療工作後回家，在傍晚6點半享用晚餐。到了晚上9點就會準時就寢，這就是他一整天的生活作息。從20幾歲開始歷經了30年極為忙碌的生活後，最近這5年林醫師都是依照這樣的節奏規律生活。在如此規律的生活作息中，他依然很注重肌力訓練與走路等，刻意將運動結合在日常生活當中。

林醫師表示：「去健身房鍛鍊身體當然也很好，不過我認為**在日常生活中，一點一滴累積小小的運動會更有效！**」林醫師在醫院中也顯得姿勢特別端正、步伐特別穩重。

現在就來仔細看看，林醫師平日親身實踐的「不跌倒」運動習慣及飲食生活細節吧！

規律的生活作息及飲食、運動的長期累積就是基礎！

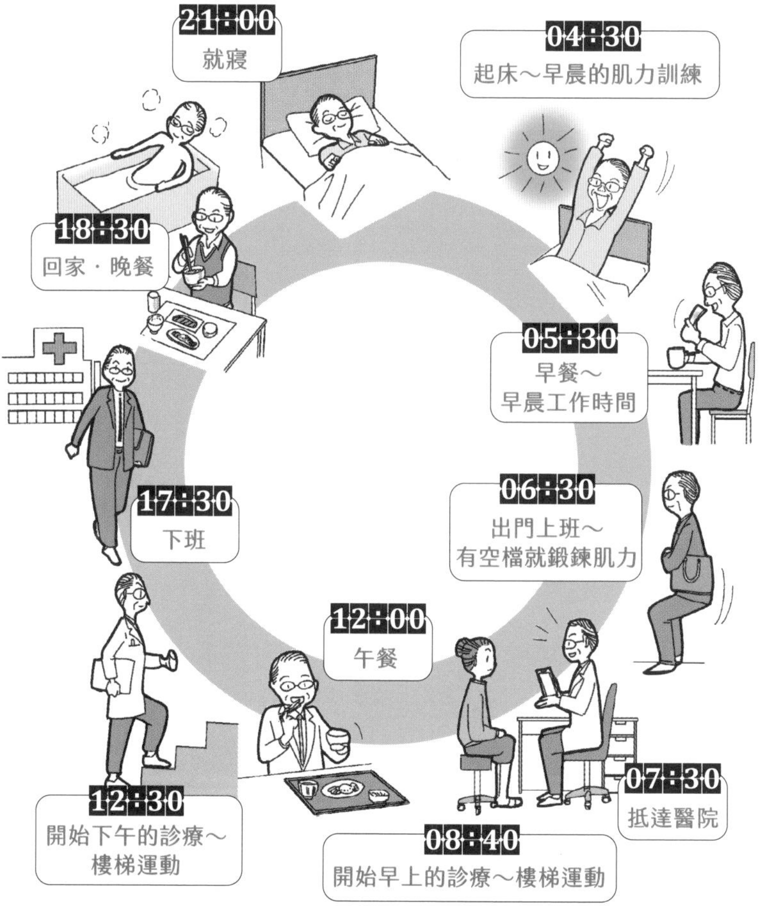

若是將鍛鍊肌力當作是每天早晨的例行公事，就能長久維持這個習慣。林醫師的原則是，因為白天的工作已經很疲累了，晚上回家後不會再進行運動。請大家依照自己的生活型態來決定適合運動的時間吧！

每天早晨持續進行5分鐘的80次肌力訓練

林醫師每天都固定在凌晨4點半起床。當他醒來後就會開始放鬆身體，以躺在床上的姿勢進行共80次的肌力訓練，這是他每天醒來的例行公事。

肌力訓練的內容分為：**①鍛鍊腹肌20次、②上下來回伸展腳踝與腳尖20次、③腿部張開呈大字型再併攏，鍛鍊腹肌20次、④最後往上抬起雙腿，讓整個身體呈現「く字型」鍛鍊腹肌20次**。最後再伸展全身關節，為肌力訓練畫下句點。

做完肌力訓練後，接著要練習深呼吸，**也就是所謂的Draw-in腹部呼吸法**（詳見第124頁），**鍛鍊腰部周圍的腹橫肌**。

也許是因為這些運動是林醫師每天的例行公事，他做完總計80次的肌力訓練只需要花5分鐘左右的時間。結束這些運動後再整理床鋪，就是他多年來，早晨醒來後的固定程序，可能就是因為這樣才能夠長久維持運動習慣吧！

早晨的肌力訓練80次＋
Draw-in腹部呼吸法

進行每一個肌力鍛鍊動作時，都要刻意將精神集中於正在使用的肌肉上喔！

① 鍛鍊腹肌

20次

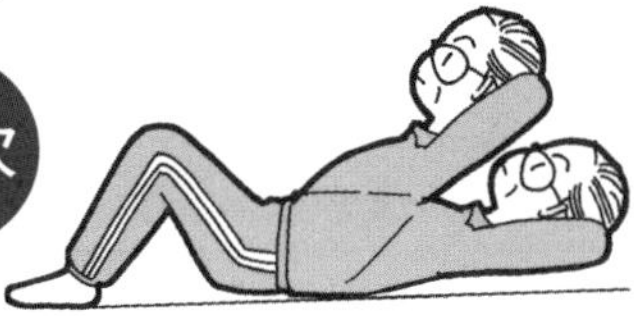

② 上下來回伸展腳踝與腳尖

20次

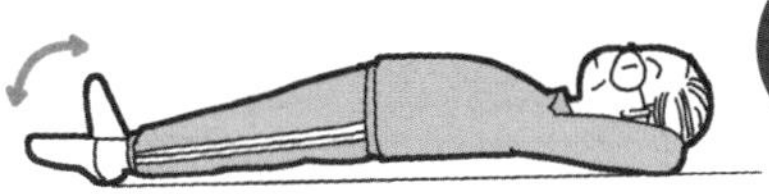

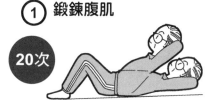

③ 腿部張開呈大字型再併攏，鍛鍊腹肌

20次

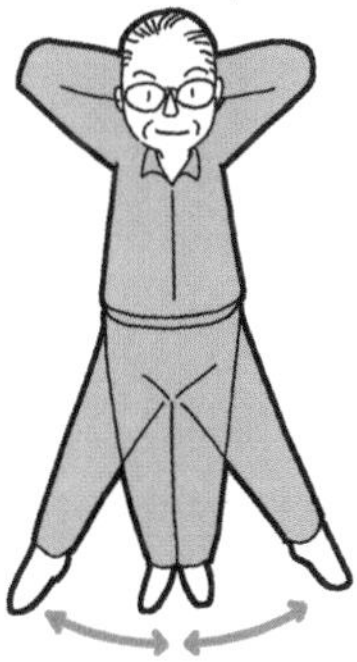

④ 最後往上抬起雙腿，讓整個身體呈現「く字型」鍛鍊腹肌

20次

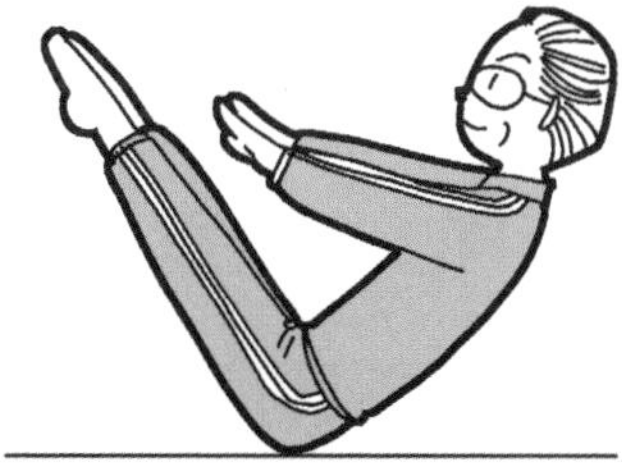

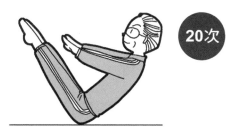

Draw-in 腹部呼吸法（詳見第 124 頁）

這個呼吸法可以鍛鍊到腰部周圍的腹橫肌，能有效預防腰痛！

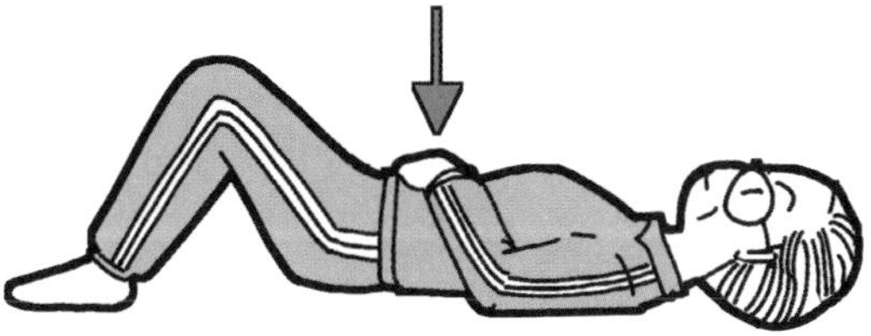

通勤時的空檔也是肌力訓練時間

即便是往返醫院的通勤時間，在等待電車與公車的空檔也可以做一點小小的運動。例如：只彎曲1／4膝蓋、對膝蓋負擔較少的深蹲，或是在周圍沒人時往後抬腿等，其實短短的空檔時間，超乎想像地可以做到很多肌力訓練的運動。

現代人都習慣在等電車與公車時低頭滑手機，不過，**若是能養成在空檔時間做點小運動的習慣，對身體絕對是好處多多。通勤時間就是最好的鍛鍊時間！**

林醫師即使是在往返車站與醫院的路程中，也會優先選擇走樓梯或坡道。因為在走樓梯與上下起伏的坡道時，身體一定要保持挺直、也必須留意避開危險，在不知不覺間身體就會使用肌肉來做出各式各樣的動作，因此也是一種再適合不過的「不跌倒」的運動法喔！

通勤時間就是最好的鍛鍊時間！

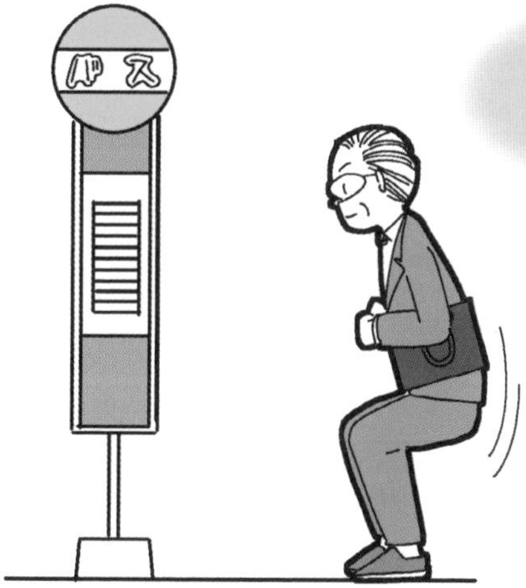

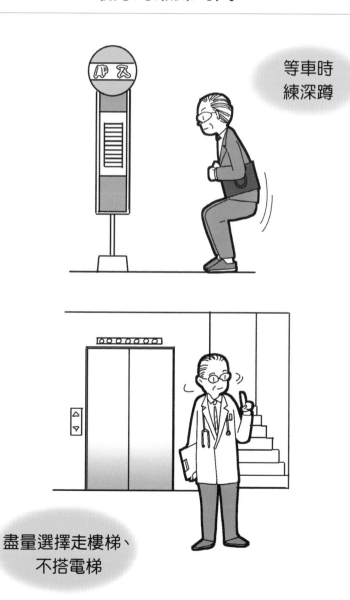

等車時
練深蹲

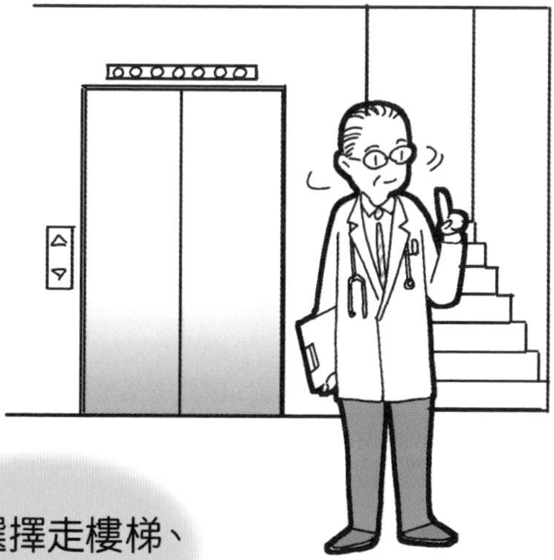

盡量選擇走樓梯、
不搭電梯

工作時走樓梯前往其它樓層

目前林醫師服務的醫院是一棟11層樓的大樓。當林醫師需要與其他職員談話時，他都會直接前往該樓層與職員面對面談話，因此在一整年裡，使用院內電話的機會寥寥可數。而且只要不急，他都會刻意不搭電梯，**選擇以爬樓梯的方式前往別的樓層**。

在爬樓梯時，比起往上爬，向下走其實對身體的負擔更大。許多人年齡漸長後，體力與視力也都隨之下滑，上下樓梯的速度大不如前，若是能每天持續走樓梯，就可以達到維持體力的效果。如果是腿部及腰部不好的人，下樓梯時會比較危險，記得要扶著扶手才能保持安全。

到了假日早晨，林醫師會到住家附近以快走的方式健走40分鐘。住家附近若有較陡的斜坡，更是最好的鍛鍊場所。從一大清早就努力活動身體，到了晚上9點便能自然而然順利進入夢鄉，獲得一夜好眠，對身體而言真是好處多多！

在醫院裡頻繁地主動出發找人

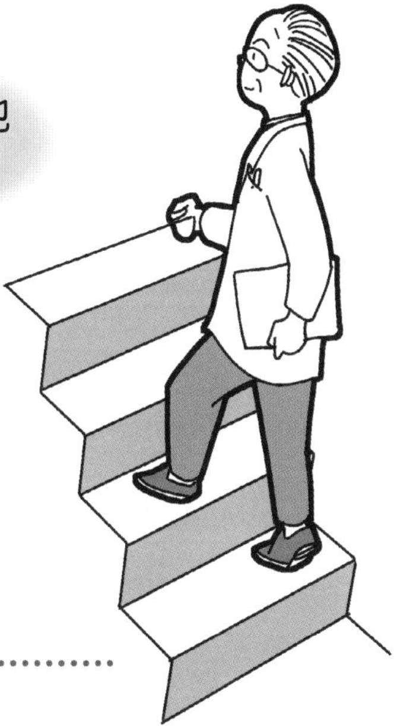

當林醫師在醫院裡有事要找別的職員、或是前往患者所在的復健室，他都習慣自己主動前往對方的所在位置。

在住家附近健走40分鐘

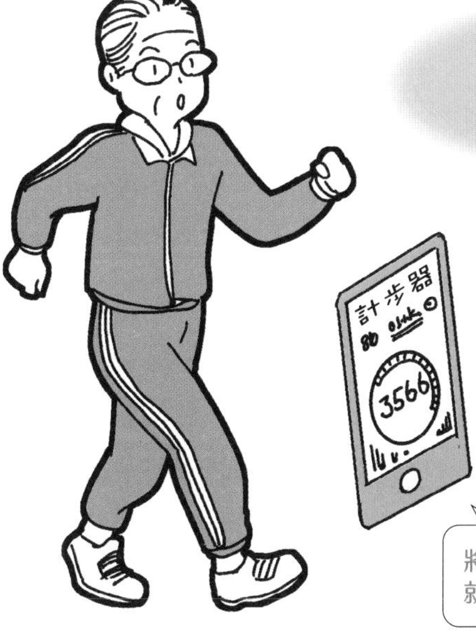

利用智慧型手機的計步器計算自己每天的走路步數，林醫師 1 天都會走 1 萬步，每個月會走超過 30 萬步。

將計步器的目標調整為 1 萬步，就能輕易確認自己離目標的距離

攜帶自製便當！顧骨本的飲食生活

飲食是健康生活的基礎。林醫師為了培養出強健的骨骼與肌肉，他每天都會均衡攝取肉類及魚類。

老年人很容易陷入蛋白質攝取不足的境地中，因此**每天都要各攝取一次肉類及魚類**，這樣才能獲得均衡的營養。

以林醫師為例，他的早餐及午餐吃得比較簡單，相對來說晚餐會比較豐盛，不過這方面的平衡是因人而異。早餐與晚餐是由林醫師的太太準備，林醫師則是每天早晨親自準備便當，不過不用想得太複雜，只要組合黃綠色蔬菜或淺色蔬菜、幾種起司、罐頭醃牛肉等蛋白質，以及2～3種水果，全都裝進便當盒裡就完成了。

至於為什麼林醫師的午餐時間特別短暫呢？那是因為當他從前行醫特別忙碌時，往往都必須在幾分鐘之內吃完午餐，因此到現在還是受到一點影響。不過，他現在在享用午餐時，都會特別提醒自己要細嚼慢嚥，留意不要吃得太快。

林醫師的一日三餐

從五穀類、肉類、魚貝類、乳製品、蛋、豆類等食材，均衡攝取蛋白質吧！

早餐

料多豐盛的湯品（包含香腸與蔬菜等）、小小的麵包、優格、切片水果、茶

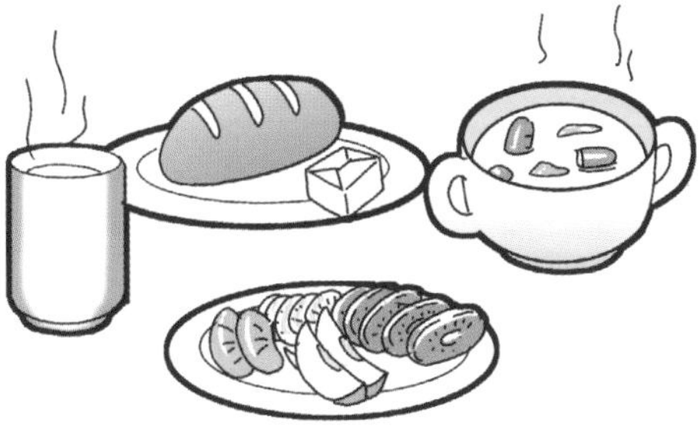

午餐

（自製便當）
萵苣、高麗菜、青花菜、櫻桃蘿蔔、藍紋起司、艾登起司、罐頭醃牛肉、沙拉醬、2～3種切片水果

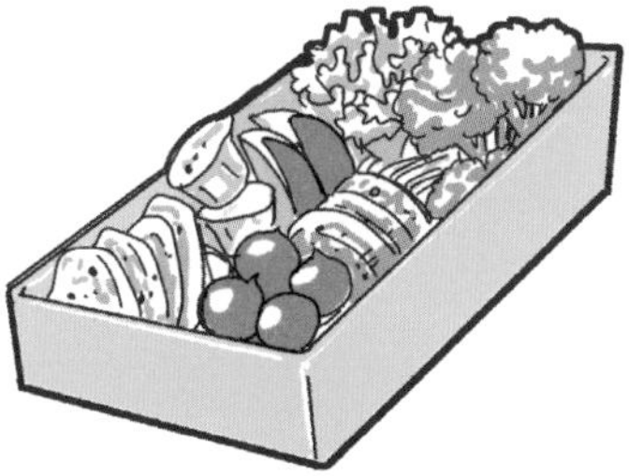

晚餐

烤魚、蘿蔔泥、燙青菜（秋葵、蘆筍、青花菜）、米飯（80～100克）、蔬菜豆腐味噌湯

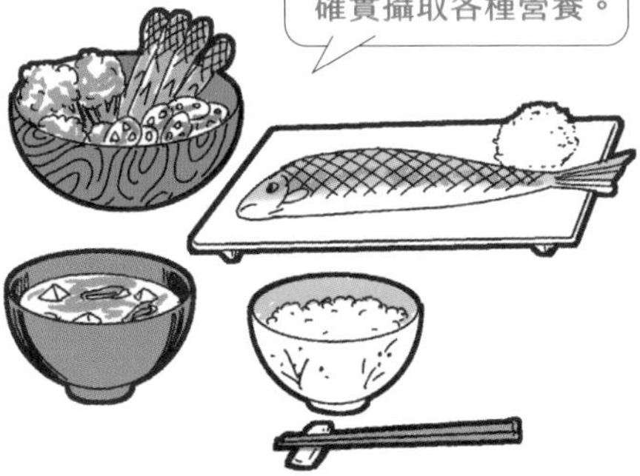
聚餐時林醫師也會確實攝取各種營養。

想想要如何持續挑戰新事物！

現在據說已經是可以活到百歲的時代了，高齡80歲的林醫師一直到現在都仍在第一線工作。

以後應該也會有越來越多老年人，無論是在工作或興趣方面，都會與社會保持密切的連結吧！根據瑞典的卡羅林斯卡學院調查顯示，**越是維持禁酒等的健康生活、參加休閒活動、與社會保持密切連結的老年人，活得越是長壽**。實際上，有些高齡80多歲的女性，目前也依然維持著每天幾小時的兼差工作，並活躍參與自己感興趣的活動與志工團隊。現在有越來越多充滿活力的老年人們，正過著工作與休閒並重的生活。

此外，其實料理、打掃等家事，整理庭院與農活也都是很了不起的活動。不僅可以獲得勞動帶來的成果，也能付出己力、讓別人感到喜悅等等，這些活動都可以讓人感受到自己存在的價值。而**唯有健康地活著，才能一輩子與社會有密切的連結**。請大家找出能讓自己愉快生活的目標吧！

工作！對社會做出貢獻！持續挑戰新事物

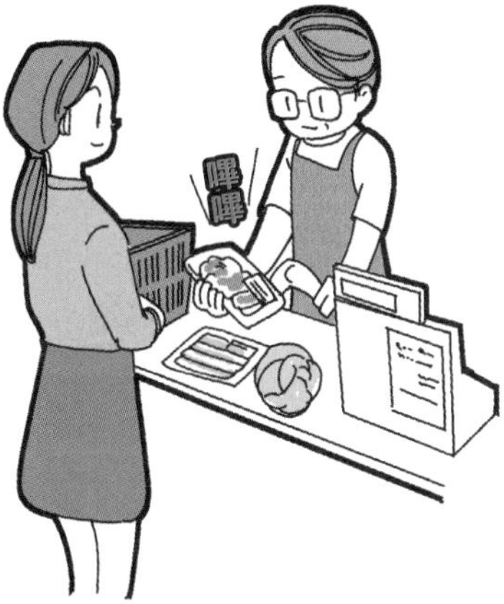

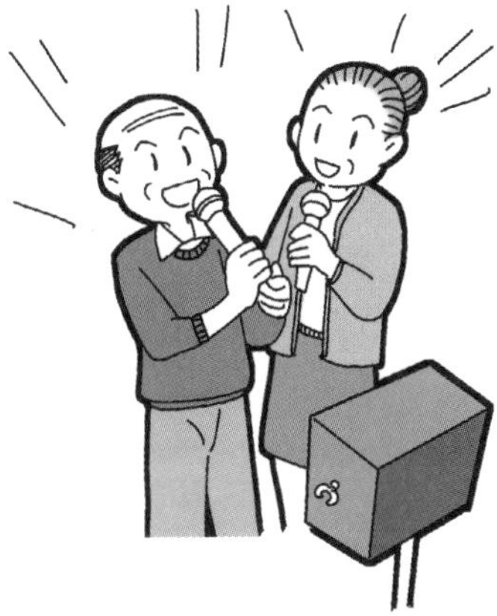

工作、欣賞藝術、運動、唱歌、登山、志工活動

園藝、木工、家事（料理、打掃）

無論工作或興趣，都請大家愉快地挑戰能感受到自我價值的事物！

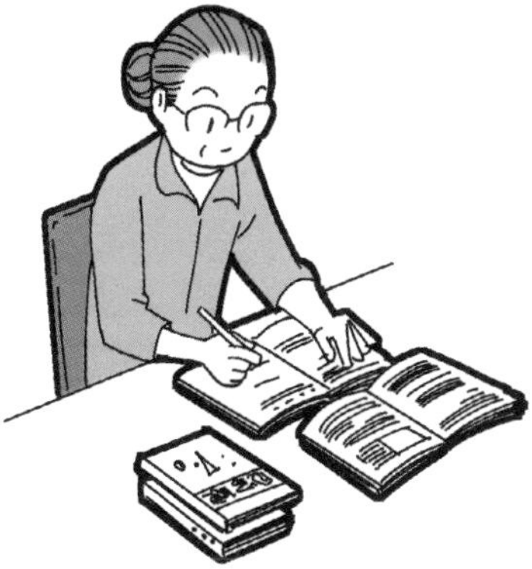

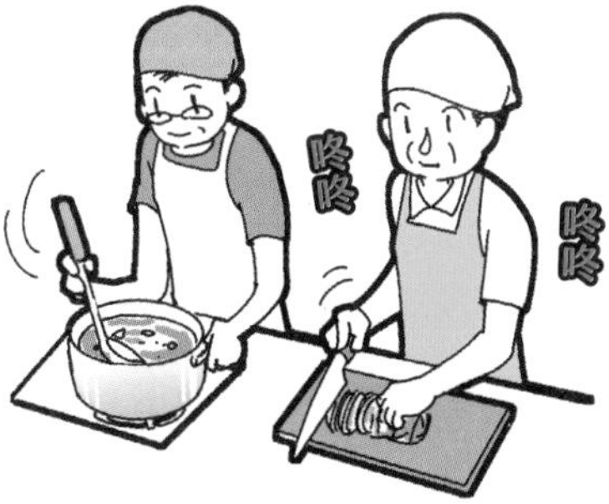

—專欄—⑦

拋開自我意識，上街去吧！

一般而言，白領階級的男性到了退休後，蝸居在家、閉門不出的例子其實並不少見。相較之下，女性比較擅長經營社交生活，會積極地往外跑；而長年來埋頭工作的男性，卻比較不願意主動嘗試新事物。要是就這樣閉門不出，一旦不小心跌倒、甚至是骨折，就會很容易淪落到需要接受照護的處境。

人生苦短，現在就拋開自我意識，勇敢上街去、挑戰新事物吧！不妨在卡拉 OK 挑戰新曲目、或是自己建立旅行計畫，再怎麼微不足道也無所謂，請大家試著挑戰看看新事物吧！

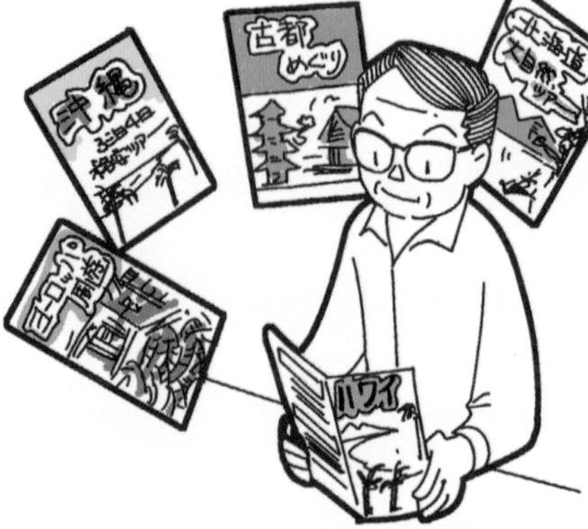

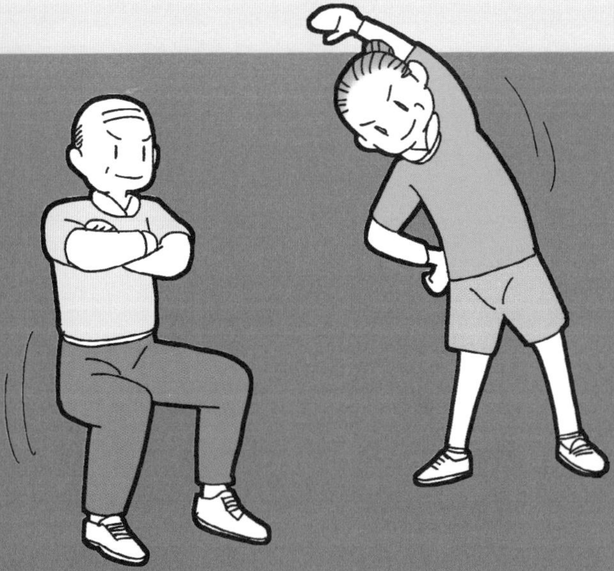

【經驗分享】

改善不適，走路更穩健！

在本章節中要介紹的是，
長期持續復健、進行不跌倒鍛鍊的患者們，
預防跌倒並恢復腰部與足部肌力的經驗談。

退休後的蝸居生活導致「廢用症候群註」上身
培養運動習慣後，整個人都變活潑了！

（70多歲男性）

A先生自從退休後，由於也沒什麼特別想做的事情，不知不覺就變得足不出戶。每天只是坐在家裡看電視，提不起勁出門，再加上膝蓋舊傷的疼痛感變得越來越劇烈，光是想到要自己一個人外出就感到不安，陷入了閉門不出的惡性循環。

久而久之，A先生身心靈各方面的能力都急速下滑，照護管理專員擔心A先生可能會患上「廢用症候群」，建議他前往醫院接受復健治療，並每天在家裡持續練習「不跌倒」的運動法。沒想到才持續幾週，他膝蓋疼痛的程度就減緩了許多，而且還參加了他很感興趣的圍棋同好會，變得願意積極外出了！

註 廢用症候群是因不活動而導致身體多重系統惡化造成的合併症。

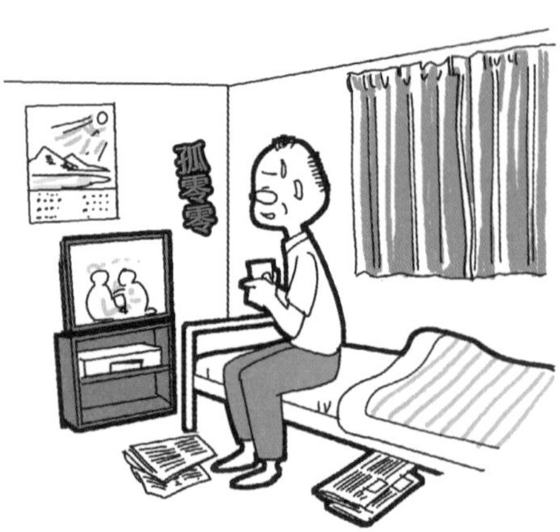

從因脊椎壓迫性骨折而住院、到不持拐杖能順利自行走路！

（70多歲女性）

B女士原本就患有骨質疏鬆症，在骨本不佳的情況下又因脊椎壓迫性骨折而住院。自從為了治療骨折而接受了脊椎手術後，B女士很擔心自己又會跌倒，暗自下定決心從此之後要盡量避免外出與運動。

不過，當她在復健醫院中開始進行復健運動、並接受對付骨質疏鬆症的飲食指導後，在家裡也不斷反覆練習「不跌倒」的運動法，再加上持續每天30分鐘的散步。就這樣，在她的努力之下，原本剛出院時還需要攙扶拐杖，現在不僅腿部恢復了肌力，走路也不再需要枴杖！更重要的是，現在她對自己的腿部與腰部力量很有信心，再也不害怕外出了。儘管她現在已經不需要拐杖了，不過為了預防萬一、同時也警示別人，外出時她還是會拿著拐杖走路。

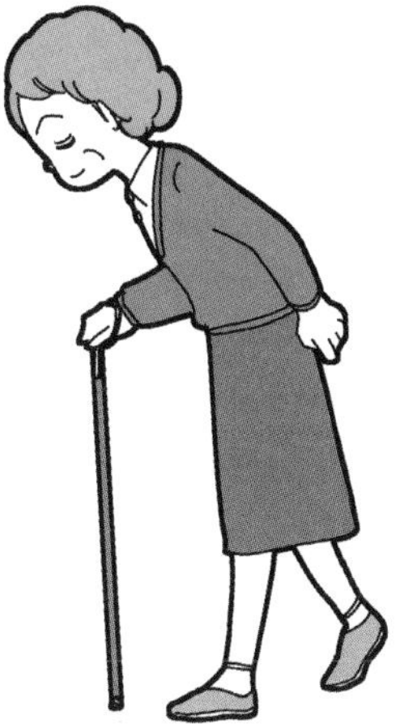

原本在平坦路面也容易走路不穩、跌倒的高齡女性已經學會不跌倒的走路方式！

（80多歲女性）

C女士的興趣是登山，直到70歲之前她經常挑戰登山，是一位精力充沛的女性。

到了80多歲之後，腰痛舊疾開始惡化，她決定盡量避免登山與外出，幾乎都待在家裡靜養，但此時即便是在空無一物的家中，她也變得很容易走路不穩、甚至是跌倒。儘管她很想維持以往的生活，但體力急速下滑，連腿也幾乎都抬不起來了。

到了此時，C女士才深切感受到寸步難行的痛苦，於是她開始在家裡嘗試練習「不跌倒」的運動法。只不過2～3週的時間，她的腳步就變得不再不穩了，而且走起路來也越來越順暢。再加上身體鍛鍊出肌肉，也緩解了她腰部疼痛的問題。

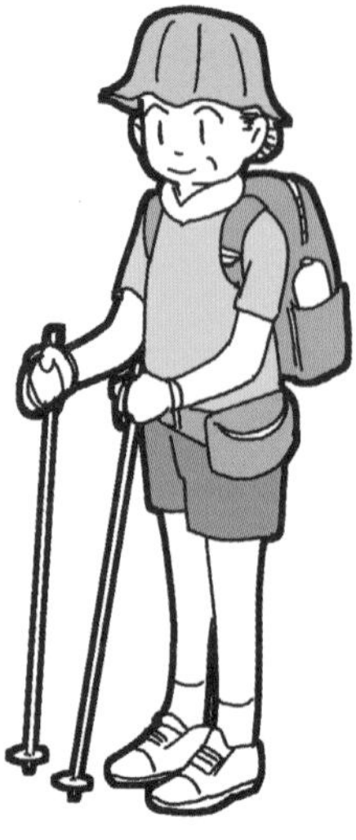

患有代謝症候群、平時都以開車代步的50多歲男性彷彿重返年輕般地健步如飛！

（50多歲男性）

體重過重的D先生，被醫師診斷出患有代謝症候群。

平時D先生的工作幾乎都是待在辦公室內，出入也都靠開車代步，才年僅50歲就因為運動不足及飲食過量，上下樓梯很快就會開始喘。尤其是因為肥胖而導致膝蓋疼痛，再加上運動不足使得腰部與腿部肌肉特別孱弱，D先生就連快走也辦不到，而且很容易會因重心不穩而跌倒。

當D先生前往醫院聽取復健師的建議、並接受飲食指導後，他在家裡也養成習慣，持續練習「不跌倒」的運動法。自從養成運動習慣、減重成功後，現在他的身體不僅輕盈了許多，更像是重返年輕般地可以健步如飛，讓他感到喜不自勝。

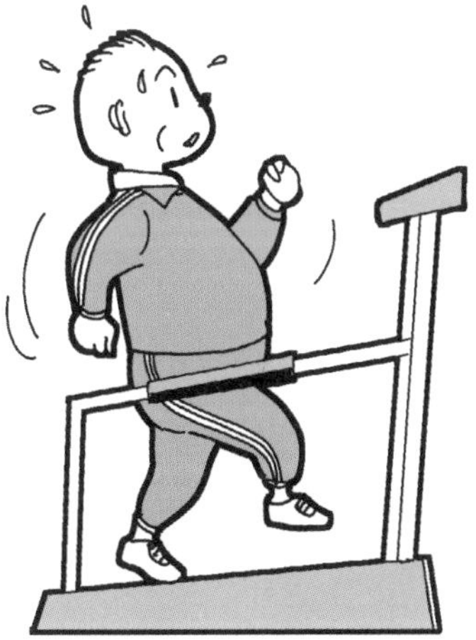

預防跌倒，健康走到老！

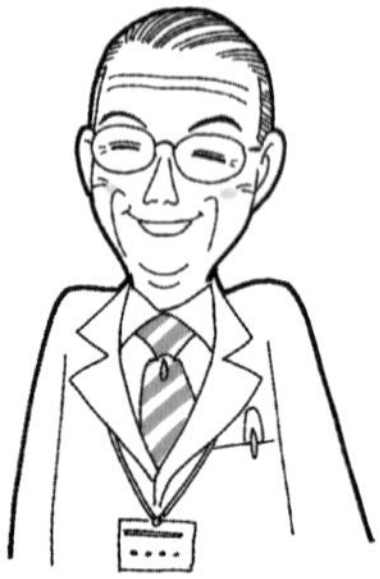

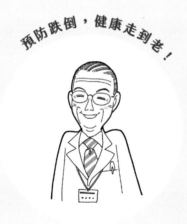

〔悅讀健康系列 HD3162〕

增肌強骨、不跌倒不骨折實踐法

80⁺ 名醫傳授最強肌肉力，走好走穩，樂活長壽！

監　　修／林泰史
翻　　譯／林慧雯
插　　畫／TAKAO
選　　書／梁瀞文
責任編輯／梁瀞文

行銷經理／王維君
業務經理／羅越華
總 編 輯／林小鈴
發 行 人／何飛鵬
出　　版／原水文化
台北市民生東路二段141號8樓
電話：02-2500-7008　傳真：02-2502-7676
網址：http://citeh2o.pixnet.net/blog　E-mail：H2O@cite.com.tw
發　　行／英屬蓋曼群島商家庭傳媒股份有限公司城邦分公司
台北市中山區民生東路二段141號2樓
書虫客服服務專線：02-25007718；02-25007719
24小時傳真專線：02-25001990；02-25001991
服務時間：週一至週五上午09:30-12:00；下午13:30-17:00
讀者服務信箱E-mail：service@readingclub.com.tw
劃撥帳號／19863813；戶名：書虫股份有限公司
香港發行／香港灣仔駱克道193號東超商業中心1樓
電話：852-2508-6231　傳真：852-2578-9337
電郵：hkcite@biznetvigator.com
馬新發行／城邦（馬新）出版集團
41, Jalan Radin Anum, Bandar Baru Sri Petaling,
57000 Kuala Lumpur, Malaysia.
電話：603-9057-8822　傳真：603-9057-6622
電郵：cite@cite.com.my

美術設計／鄭子瑀
製版印刷／卡樂彩色製版印刷有限公司

初　　版／2021年8月31日
定　　價／400元

城邦讀書花園
www.cite.com.tw

ISBN 978-986-06681-7-9（平裝）
ISBN 978-626-95022-0-2（EPUB）

國家圖書館出版品預行編目資料

增肌強骨、不跌倒不骨折實踐法：80+ 名醫傳授最強肌肉力，走好走穩，樂活長壽！／林泰史監修；林慧雯譯．
-- 初版．-- 臺北市：原水文化出版：英屬蓋曼群島商家庭傳媒股份有限公司城邦分公司發行，
2021.08
面；　公分．--（悅讀健康系列；HD3162）
ISBN 978-986-06681-7-9（平裝）

1. 預防醫學　2. 中老年人保健　3. 健康法　4. 肌肉

412.5　　　　110012582